背中は語っている

〈からだのことば〉をときほぐす東洋医学

松波太郎
Matsunami Taro

晶文社

◉
装画
◉
北野有
◉

◉
装丁
◉
岩瀬聡
◉

ごあいさつ

本書を手にとってくださり、まことに感謝申し上げます。どうもありがとうございます。願わくは手にとっていただくだけでなく、ぜひご購入いただきたいところですが、いろいろな物の価格が上がっているご時世ですからね……食品に、衣料品に、交通に、ガスに、電気に、このノートに……〝ごあいさつ〟をここにしたためているのは二〇二三年の上半期なのですが、きっと下半期もこのまま上がり続けていくのでしょうし、この先どこかで止まったところで、下がっていくのはなかなか難しい状況なのではないでしょうか？　もしかしたらこの巻頭の〝ごあいさつ〟より先に巻末の〝著者について〟をご覧いただいた方もいらっしゃるかもしれませんが、わたしは普段は治療院を運営しています。ハリとモグサという物質を使って患者さんのお体の治療にあたっているのですが——平たく言い直すためにすこし卑下してみますと、ハリという名の鉄くずと、モグサという草を用いて治療にあたっているのですが、やはりこの物価高の影響をうけています。たとえ鉄くずと草であっても、ここではあえて高貴ぎみに言い直しますが——金塊や金箔のように、わたしはただ大切に使わせていただいているにすぎません。わたしにはゼロから採取する行動力も、一から作り上げる技術力もございませんので、この治療院にまで運んでいただく間にはさまざまな人の力＝労働力も発生しております。

「ああ……豊泉堂もついに値上げしちゃうんですね」

豊泉堂というのが、わたしの治療院の名前です。いわゆる〝ツボ〟のような名前ですが、鍼灸師の免許をとって開院前に亡くなった母方の祖父の苗字をとっただけで、このようなツボは実在しません。ホウセンドウと読みます。

「ハリとお灸もたしかに物ですもんね……」

〝モグサ〟というように先ほど記しました通り、お灸というのはそのモグサに火をつけて肌に置いて温める――必要に応じてわざとヤケドをつくって白血球等を増やし免疫力を高める行為の名称なのですが

「……ええ」ここではわたしの方から訂正することはもちろんございません。「……まあ」

すでに値上げのことを切り出して、他の委細について言いづらい状況なのです。

「とうとう豊泉堂もですか」

「……ええ、すみません」

「とりあえずの値上げということですよね？」

今回一回ですむかどうかは、どうでしょう……

「……どうでしょう」すみません……ヒトの体の未来を見通すのは仕事柄得意なのですが、他の未来についてはあまり自信がありません。「……すみません……」

このままズルズル値上げを続けていかざるをえないのか……

「まあ今はこういうご時世だから、仕方ないけれど」

はたまたどこかで食い止めることができるのだろうか……

「ハリとお灸がよけいに遠ざかっちゃう……」

ハリとお灸をなるべく身近に感じてもらいたい初志をもつ治療院ならびにわたしとしては、いかんともしがたい状況にあり
「……ですよね」

なるべく少しでも値上げを避けられるようにつとめてはいるのですが
「さっきから言おうと思っていたんですけど」

冷暖房をケチるわけにもいきませんし
「なんかちょっと治療院のなか寒くない？」

素材のレベルを下げるわけにもいきません……

「……いや、それは気のせいでは」もともとそこまで高価なハリ・モグサを用いているわけではないのですが……「……何も変えてませんから、それはもともと……」

この先まだまだ値上げの波がおし寄せてくるようでしたら、休院や最悪閉院も念頭におか

ないといけない状況の中で
「治療の手間や時間じたいを減らすっていうのは、ナシなんですか？」というアイデアを与えてくださったのは、患者さんの方からです。「ハリとお灸をする場所を限定するとか」

ハリとお灸をする場所を限定するとか……

「それとも時間短縮のためにも、診る場所を限定するとか」

診る場所を限定するとか……

「ヒトとヒトの接触をなるべく減らす感染症対策としても」

感染症対策としても……

「……なるほど」

休院・閉院を避けられるアイデアかもしれません。

「……その手がありましたか」

これ以上ない究極の節約術のようにもだんだんきこえてきます。

「あとは患者である私たちが自宅の方で出来ることがあったり」

たしかに治療院ですることを減らせれば、おたがいにとって良いことしかないのかもしれません。

「自宅の方で家族同士や知人同士とかでおたがいに簡単に診ることができる部位があれば」

治療院以外でも養生につとめて健康でいてくだされば、もちろん患者さんのお体にとって良いことしかないでしょうし「セルフケアとか、ペアケアとかって言うんでした?」

たしかにわたしの手間や時間の方も省かれるでしょう。

「……ええ」

省かれるどころか、わたしが治療をする手間や時間が全くなくなってしまうくらいで……

「それじゃあ先生のお仕事がなくなっちゃうかもしれないけど」

みなさんが治療院にわざわざ来てまでハリ灸を受けなくてもいいようになってしまうかもしれませんが……

「患者側からすると、助かるし、有難いわ」

という言葉までうかがっていると、だんだんと本望のようにも感じられてきます。

「……そうですよね、患者さん側からしたら……」

何のためにわたしは祖父の遺志を引き継いでこの治療院を開院したのか?

「……治療院側からしても」

祖父はわたしが生まれる半年前に亡くなっているので、直接言葉をかけられたこともございませんし
「……うん」

孫であるわたしにたいして、このようにしてほしいメッセージを遺していたわけではありません。

「……でも、どうなんだろう……」

ただわたしの方でひとりでに開院してしまっているだけのことです。

「先生、なに独り言をいってんの」

開院しないといけないような——そんな気持ちにかられて、開院しただけのことです。

「ブツブツ、さっきから」

中学校の国語の教師をしていたという職を定年まで全うした後に、なぜわざわざ鍼灸師になろうとしたのか？

「だれかと喋っているみたいに」

鍼灸師の国家資格をえるためにわざわざ三年も養成学校に通い続けたのか……その理由もわかっていません。

「だれかがそこにいるみたいに」

祖母であったり、母であったり、周囲のひとにも告げていなかったみたいです。

「ここの治療院の中にいるのは、今は自分と先生だけでしょ？」

もしかしたら祖父自身もその理由を自覚できていなかったんじゃないか……というくらいなのですが
「なによ……今度は急に黙りこくっちゃって」

いずれにしても、孫であるわたしにとって唯一のよすがとなっているのは、この〝ことば〟です。

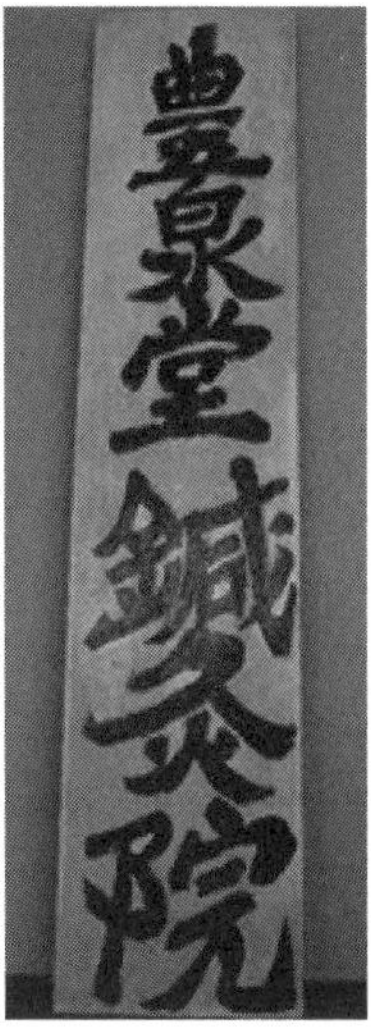

という看板が、物置きの中にしまってあっただけのことです。

「……ああ、すみません」

ちなみにその離れの物置きを改築して建てたのが、この鍼灸院・豊泉堂となっております。

「……ここにいるのは、わたしと二人だけでしたね」

〝豊泉堂鍼灸院〟というように記されているわけですが

「……あとは、あの看板」

この〝ことば〟しかない手前、ずっと見つめ続けていると、みなさんの方の目もそうなってきませんか？

「看板？」

〝豊泉堂鍼灸院〟という意味以外の情報にもだんだん目がいくようになってきます。

「ああ、あの看板……〝看板〟っていうのは、普通は外に置いておくものじゃないの？」

黒い文字の筆の動きや流れ、止め、はらい、はね——といった要素・情報にも目がいくようになり……

「汚したくないってこと？」

ひいては下地の白色のペンキの方にも目がいくようになります……

「……いつも見える所に置いておきたいと言いますか」

あえてそうしているのか……筆圧に強弱や緩急があるために、透けて見えているそのむこうの板の木目とも目が合うようになってきた所で、一度目を閉じ……

「……いつも見える所に……」

視覚のみに頼らず、五感を集中し続けていると、自分は祖父の背中をずっと追い続け……

「……いつもきこえる所に……」

その背中を読み続けているようにも感じだします。

「きこえる？」

「……読める所に……」

今もそうです。

「読める？」

「……」

「はい？」

「……」

〝背中は語っている〟

「先生、さっきから何で黙っているの？」

「……」

「ねえ」

「……はい」

そしてみなさんのお背中の方も、この祖父の〝背中〟とほとんど同等にわたし達に語りかけてきているのです。

「うつ伏せの時間、長くない？」

「……ああ、すみません」

本人も自覚できていないような〝ことば〟です。

「触りもせずに、ずっと」

「……ええ」

この**〝ことば〟を読みとることこそが、自身の体調管理・養生において最も大切なこと**だと、日々の臨床で感じています。

「ここの治療院、いつもうつ伏せの時間が長いのよね」

「……これも治療ですので」

患者さんお一人お一人の〝ことば〟――真の訴えの方も、祖父の〝ことば〟同様きちんと読みとるようにしたことで
「それでも、予約がなかなかとりづらい治療院ではあるのよね」というような状況には、お陰様でなってきております。「体調はキープできているからいいけど」

「……ありがとうございます」

「繁盛しているのね」

というような状況になることを、祖父が目標に据えていたわけではないことははっきりしていますので
「……もっと大きな目標があったんでしょうね」

「うん？　他人事みたいに」

本書を通じて、みなさんにもその〝ことば〟の読み方をお伝えいたしますので
「……これからセルフケアやペアケアの方法をお伝えしていきますので」

「今？」

ご自宅でご家族やご友人やお知り合い等と共にご活用いただければ、安くないでしょう

か？

「……これから書いて、出版していただきますので」

「ああ……販売ね」

その部位の治療じたいはやはりハリ灸が一番だと実感しておりますが
「……たとえば、この手足の末端にあるツボを押したり……」

「末端？」

末端にあるツボ等を押したり、温めたりしていただければ、かなりの養生になるのではないでしょうか。

「……ご自宅等でやってもらえればいいと思いますが」

「が？」

まずはご自身の方でご自身の真の体の〝ことば〟を自覚することが、何より大切です。

「……万人に効くツボ等はございませんので」

「ああ、そうなの？」

お酒は飲まない方がいいとか、よく運動をした方がいいとか、朝食はきちんととった方がいいといった一般的な養生法が、すべての人の体にあてはまるわけではなく
「……まずはご自分の体のことをちゃんと自覚してもらえれば」

「そういう自分の体の情報をどうやって……」

もちろん一人一人の体は異なっているのです。

「……ご自分の体の〝ことば〟をちゃんと読んでもらえれば」

「言葉？　読む？」

その一人一人の〝ことば〟に目を向け、時にはその目を閉じて、自覚することが出来れば、おのずと治療法はきまってきます。

「……それぞれの〝ことば〟をお持ちですので」

「言葉って、もちろん口からの、でしょ？」

心身に影響をきたしかねない物価高というこの苦難を、みなさんが乗りこえていけるのでしたら

「……いえ」

ハリとモグサが必要なくなるくらいに健康になってくださるのでしたら、本望です。

「……口よりも、もっともっと大切な〝ことば〟があります」

「口よりも？」

「……ええ」

「っていうか、言葉は口からしかないでしょ？」

その時は喜んで休院・閉院いたしましょう。

「……いえ、あるのです」

「どこに?」

「……ここですね」

「〝ここ〟って……」

「……ええ」

「まさか……」

「……ええ」

「ほんとに?」

「……そうです」

本望だと、〝豊泉堂鍼灸院〟は今も語っています。

「……背中です」

◉

背中は語っている

◉

目次

◉

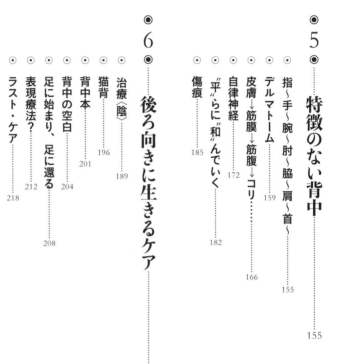

◉1◉ 〝中〟央の〝心〟臓

自覚≠他覚

「背中なんてのっぺりとしていて、そんなに情報なんてないじゃないですか？　大体みんな同じ場所なんじゃないですか？　まあ他の人の背中なんて、温泉とかプールとかでチラッと見たことがあるだけで、じっくりなんて見たことないし、自分の背中なんて一度も見たことないけれど、体の中で一番どーでもいい場所が背中なんじゃないですか？」まではおっしゃっていなかったかもしれません……すでにこの患者さんは治療を終えてお帰りになっています。「自分個人としては、背中に症状があったことなんて、生まれてこのかた一度たりともなかったはずなので、なんで背中なのか？　なんで背中がそんなに重要なのか？　もっとほかに重要な場所はあるんじゃないか？」

という〝「　」〟でとりあえず区切って、患者さんのご発言を思い出して、この休憩中にここにしたためているのですが

「たとえば、最近は大丈夫だけど、痛めることのあるこの腰とか、コリを感じることのある肩とかの方が重要なんじゃないか?」という言葉までは発していなかったかもしれません……「情報にしたって、今発しているこの口からの言葉の方が重要なんじゃ?」

〝先生〟であるわたしの方も、いったいどのように返事をしていたか……

「……そのようにお思いになるのも無理はないです」だったか……「……一理あると思います」だったか……「……ちがいますね」だったか……「……あなたの口からの言葉なんて、実はそんなにきいていないんです」

〝治療の手間や時間じたいを減らすっていうのは、ナシなんですか?〟という言葉には、さすがにハッとさせられたのですが……

「背中のことばって、そもそも何なんですか、いったい……」

わたし自身の言葉はもとより、患者さんの口からの言葉の方にもあまり関心をもたないようになっているのです。

「まあ、いいや」診療を一、十、百、千、万……と重ねていくにつれて、自然とこうなってきたのでしょう……「そんなことより、自分の症状についてですが」

混同しないように書き分けておく〝言葉〟という漢字の方については、具体的には〈意

味〉や〈内容〉といったもので
「最近は肩コリも少々くらいですかね」という症状を訴える〈内容〉にたいしても、わたしは話半分程度にきくようにいつしかなってきているのです……「もしかしたら首の方からしれませんが」

〈意味〉や〈内容〉よりも、ほかの情報の方に耳を傾けるようになっているのです。

「あるいは、肩甲骨の方かもしれません。それこそ、背中の方だったりするのかも、しれませんが、」といった〝、〟〝・〟〝。〟の句読点で表わすような呼吸の間合いや「腰の方なのかな⤵」といった〝⤵〟や〝⤴〟等で便宜的に表記させてもらうような抑揚やイントネーション
……

「でも、それほどでもないです」

さらにはなかなか文字や記号でも表現の難しい口から漂ってくるにおいの方に、〝耳〟だけでなく〝鼻〟を傾けたり
「基本的には健康なんじゃないかと」

患者さんの口や顎の動きそのものの方に〝目〟を傾けたりしているのです。

「全然大丈夫です」という〈意味〉や〈内容〉とは裏腹に、声の方はだんだんかすれてきているでしょうか？「食欲もありますしぃ、お通じも快調ですしぃ」

患者さんの言葉を、いったいどこまで信用するべきなのでしょうか？

「睡眠の方もよくとれています」という患者さん自身の自覚と、こちらの〝耳〟や〝鼻〟や〝目〟や〝手〟からの他覚のズレこそが、この患者さんのお体にとっての最大の症状なのかもしれません。「ぐっすり眠れているんじゃないかな」

患者さんの言葉から症状を把握することを〝問診〟というわけですが

「あとは何だろ……」

〝目〟で見る望診や〝鼻〟で嗅ぐ聞診や〝手〟で触る切診といった診察法がある中で、当院においてはもっとも比重が低いのが問診かもしれません。

「このまえの年一回の病院の健診の方でも、とくに何にも言われず」

ハリ灸を含む東洋医学全体においてもそのようなきらいがあるのですが、投薬や手術等をおこなう西洋医学においても、問診に比重を置きすぎているんじゃないでしょうか?

「自分の方からも、大丈夫です、しか言わなかったのもあるのかもしれませんが」

自分自身の身体の状態を言葉をもって正確に自覚することはなかなか困難ですので

「……そうですか」

というように、患者さんの言葉の方はきき流してしまうことがいや増しています。

「基本的には健康なんじゃないかな……」虫の息のようにもきこえてきている細々とした声を休ませてあげるように、口を上にしていたあお向けから姿位を変えてもらいます。「ずっと……」

うつ伏せになってもらうと、さすがに口数は一気にへっていきます……

「うん……」

同時に、これまで沈黙を貫いてきたような部位が、わたしの眼前にあらわになります。

「たしかにそうですよね……」

すでに口のように赤くもなっている箇所が、その部位の中心には存在しています。

「先生って、背中を診る時間がたしかに一番長いですよね？」

このようにこの患者さんのお背中は語っているのです。

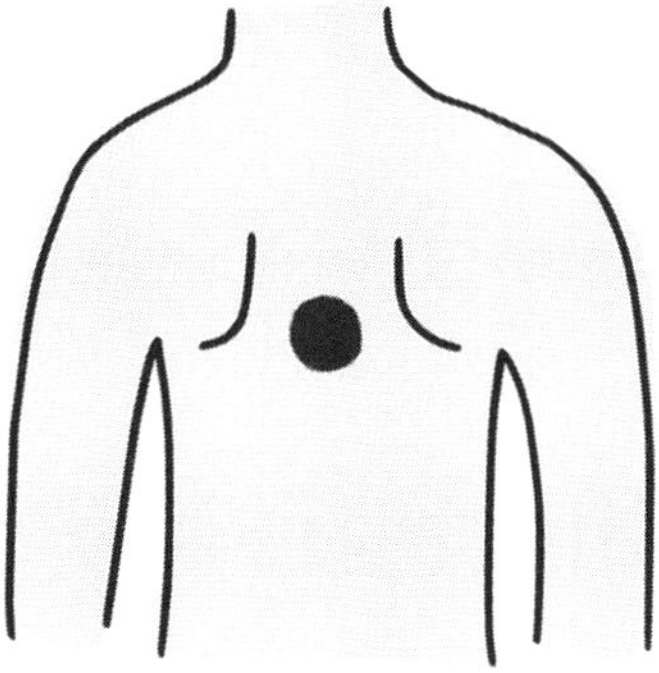

ツノ

みなさんは今この本をどのような姿勢でお読みになっているのでしょうか？　椅子に腰かけながら読んでいる方もいらっしゃるでしょうし、地べたに座りこんで読んでいる方も、寝ころびながら読んでいる方も、あるいは立ちながら読んでいる方もいらっしゃるかもしれません。電子版での刊行の話はこの時点ではまだ出ていないので、おそらく手でこの三、四〇〇グラムほどの本を持ったまま、ページを繰っていっている方が大多数ではないかと察しているのですが、最初からこのような姿勢・姿位をとることができたわけではありません。生まれたばかりの〝最初〟ということですが、二本足で立って、二本の手で本を持つことができていたわけではありません――というような文章・文字をわたしの方でも手で書けていたわけではなく、〝手〟もそもそもは〝足〟だったはずです。〝ハイハイ〟というような姿位の四足歩行で進まざるをえないヒト科ヒト属の一動物であり、体のてっぺんには頭より背中が来ている時代や時期があったわけです。

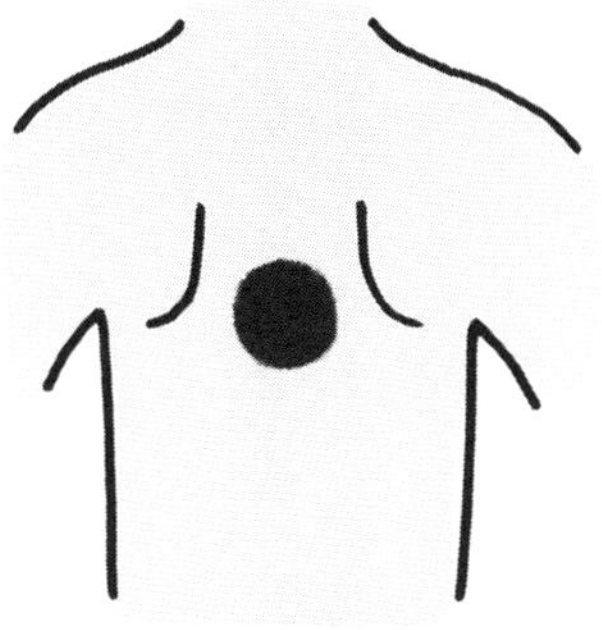

今度はすこし中心に寄って着目いただきたいのですが、既述した通り、この患者さんの背中の中心には、口のようにも変色している発赤箇所があります。四つん這いの姿勢でとらえ直すと、ちょうど体のてっぺんに来るポイントにあたっていて、ヒト科ヒト属ヒトの生物として、もし（もし……ですよ）ツノが生えていたとしたら、そのポイントになるでしょう。〝口のように赤くも〟というように一度喩えてしまった後ではありますが、より正確にはやや茶や黒ずんでいてもいて、〝口〟というより〝ツノがもげた痕〟とでも喩えておいた方がより実状に即していたかもしれませんが、いずれにせよ、このてっぺん付近が変色している――肌があれている背中をもつ方には、共通する症状があります。

ヒト科の時間

「……睡眠の方はまったく問題ないとおっしゃっていましたよね？」

その共通する症状を念頭において、わたしは患者さんに再度たずねてみました。再々度や再々々度かもしれません。

「そう言いましたよね？　もう何回も言った気がするけど」背中全体が一度大きく膨らみました。「すみません、ちょっと目を拭いていい？　涙まで出ちゃって」

質問に退屈したものにしては破格のあくびが出たのでしょう……引き続きわたしは背中の方の〝ことば〟により傾聴しています。

「一日十時間は寝ているんだから」

寝すぎじゃないでしょうか？

「しっかりとれているはず」

寝つきが悪かったり、眠りが浅くなっている旨の反対のことを、背中の方は語っています。「十時間でも足りない感じがするくらいだから」**口の言葉と背中のことばがズレている時には、後者を重んじる**ことは（本書のまだ序盤ではありますが）すでに何度もくり返し述べてきているつもりです。「他の人だって大体こんなもんじゃないの？」

たしかに睡眠の良し悪しというのは、なかなか数値化されづらいものであり――夢の有無や中身といった要素もしばしば絡んでくるような〝良し悪し〟ではあるのですが

「……この背中の中心・まん中の色が変わっているんですが」

すべての背中にこのような所見があるわけではありません。

「……かゆくないんですか?」

背中の中心部分――解剖学的に正確なことを言えば、三角形状の肩甲骨の下角を結んだ中央付近であり、頚椎七個・胸椎十二個・腰椎五個・仙骨へとつながる背骨の内の胸椎七番の周辺が変色している背中は、弁解の余地なく〝悪し〟です。

「ああ……そのあたりはたしかにかゆくなったりすることはあるかな?　ポッリポッリ」という擬音でたしか表現されていた言葉の方は、背中のことばに近いですが「掻いちゃったりするかな?　寝ている時とかにもちょっと」

〝ちょっと〟どころではないように、背中の方は語りかけてきています。

「……〝寝ている時〟?」

「そう」

「……寝ている時には意識はないはずですよね?」問い詰めるようなことはあまり好きではないのですが、ここはきちんと患者さんにも自覚しておいてもらいたい所見です。「……一度起きてしまっているのか、寝呆けているままなのかはわかりませんが、意識を戻して、背

中のここを掻いているわけですよね？」

「まあ、そうなんじゃないの」やけにここは食い下がってくるじゃないの、先生……という小声の合間にも、背中が大きく昇降しました。「目だけ閉じている時だって、〝睡眠〟みたいなもんでしょ？　はあ」

ため息にしては大きい昇降です……きっと睡眠が浅くなってしまっているから、一日十時間も床に伏していないといけなくなっているのでしょう。

「はあ」

実際にこのような〝うつ伏せ〟の姿位のままでは口・鼻が圧迫されて呼吸がしづらくなるでしょうから、あお向けで床についているのでしょう。

「ふう」

うつ伏せであっても、あお向けであっても、睡眠とは手も足に還っていくような姿位である行為であり
「はあ……ふう……はあ……ふう……」

体のてっぺんに還っていった背中の中心ポイントというのは、あお向けの姿位において、常に床・ベッドに接地することになります。

「はああ……」

右に左に寝転んでみたところで接地・摩擦をし続けるようなポイントであり、熱が生じや

すいポイントとも言え――エネルギーがこもりやすく、まさに〝ツノ〟が生えてきてもおかしくないくらいのポイントであるために、変色しやすくはあるのですが

「ふううう……」黒ずんでいる程の変色というのは、年季が入っていて、程度も重く……

「ううう――……」

うまく寝つけていないことが多く、右に左に中心の熱を分散させようにもかえって擦れたり傷が付いたり……熱から逃れられずに、やがてかゆみを催すことになるのです。

「うー……あー……ウー……アー……」

この患者さんにおいては自覚のみならず年に一回の定期健診でも引っかかったことはまだないそうですが、より重篤な患者さんは動悸や不整脈等を生じている方もこの所見においてはいらっしゃいます。

「最近夜中に叩き起こされることがあって……今は私ひとり暮らしのはずなのに」という発言は、またべつの患者さんの口からではありますが、よく似ている背中をお持ちになっています。二週間に一回程度ご来院になる患者さんです。「ドンドンとドアを叩いてくるように

……胸なのかな？　背中なのかな……」

ドンドンとドアを叩いてくるように……

「そのまま朝までずっと……」

背中を診ること・読むことにおいては、その患部の奥にいったいどの臓器があるのか……

といった**表層の皮膚を透過するような視線**も肝心になってきます。

なるべく緊急性の高い背中からご紹介していこうと思っています……

〝肝心〟という熟語をあえて前節の末尾で用いさせてもらいましたが、人体においてとりわけ大切・必要・重要であることからこう命名されている〝肝〟と〝心〟のうちの後者・心臓の方が、この患部の奥には潜在しています。

「……胸であっても……背中であっても……」まさしく〝中〟央の〝心〟臓というわけです。

「……その奥にあるのは、心臓ですね」

この〝中心〟を守るために――あるいはひた隠そうとするためにかえって威嚇的な形状をとって生えてくるのがツノのようにも思われてきますが――後の章で詳述する予定の体毛等についても同様に言えることではありますが、その表面上に何かがある際には、表面上の理解にとどめずに、その奥にも何かがあるというようにとらえておいた方がいいです。

「たしかに日中でもたまに胸が痛くなることがあるのよね……」

というようにおっしゃっていたはずの心臓まわりの自覚症状がこの患者さんには実際にあり、ともすると人命にそのまま直結しかねない〝中心〟の問題ですので

「……あまり言いたくないことではあるのですが」というようにわたしの方でもここは口の〝言葉〟に重きをおいて、病院の方でまずは検査を受けてもらった方がいい旨をきちんとお伝えしました。「……病院の方で一度検査してもらってもよろしいかと……心電図や胸部X線検査等を」

という言葉まで口から発した記憶がきちんとあります……すこし語気があらくなっていたかもしれません。

「……われわれ鍼灸師には心電図やX線等の検査はもちろん、〝診断〟の権限も法的に与えられておりませんので」

という内情の代わりに、鍼灸師側が得意としているアナログ的な検査法――患者さんの手首の脈を診る〝脈診〟としては、急を要する程の症状ではなかったのですが

「……もし異状がなかったら、それはそれとして」念のため、やはり病院の方にまずは行ってもらい「……安心を手に入れるためにも、はやめに一度……」

翌週再びご来院になった際には、一週間のインターバルを感じさせないくらいに、トーンもリズムも地続きになっています。

「検査ではとくに異状は出なくて、うーん、とお医者さんの方もうなっていて」という患者さんの声そのものは全然うなっているようにはきこえず、エネルギーがみなぎり続けている印象です。「結局〝何なんだろうね〟ですって！」

むしろエネルギーがみなぎり過ぎなくらいかもしれません……

「ああ、何なの、あのお医者さん！」少なくともこのように声や息と共に吐き続けている口周辺には、エネルギーがみなぎり過ぎていて「ああ……もしかして足の方に扇風機でも置いちゃってる？」

足や下半身のエネルギーが上半身に引っぱられている状態に陥っているのかもしれません。

「……いえ、置いてないです」

「足がやけに冷たくなってきちゃっていて……」

「……でしょうね」

「のぼせているのかしら？」

「……でしょうね」

「〝でしょうね〟って」こちらの言葉をききとる耳まわりにもエネルギーがみなぎっていて、やや敏感になっているのかもしれません。「他人事みたいに……まあ先生にとっては所詮他人事なんでしょうけど！」

「……いえいえ」

「それで、そのお医者さんが言うにはね」

「……はい」

「更年期障害もあるんじゃないかって」わたしの相づちをまた待っているのか――少し間が

あいたので、予診票に一度目を落としました。「このご年齢のとくに女性の方に多いとか何とか言ってきちゃって」

〝四十九歳〟

「……はい」

「失礼しちゃうわよね？」

ここは相づちを打つべきなのか考えながら、もう半分ではこの患者さんの治療法について考えているうちに、自身で自身の今し方の言葉を引きとって
「本当失礼しちゃうわよ！」さっそくハリを打ち始めながらも、変わらぬ声調で続けています。「なんでもかんでも、更年期、更年期って……まあたしかにそういうお年頃だけどさ」

足の方からハリを打ち始めているのですが、やはり冷えも絡んでいるのでしょう……反応はいま一つ弱く
「でも血圧の方では引っかかっちゃって……って、前から血圧は高めだったんだけど」

徐々に上の方を打っていきます。

「今回はずいぶん高かったから、やっぱり高いと、動悸とかのリスクも高くなるから気を付けた方がいいってことで、血圧を抑える薬だけ処方されて……あッ、そこ、ちょっと痛いかも」

基本的には高血圧にたいする治療と同じではあります。

血圧を下げるハリ灸

背中のほとんど〝中〟央の〝心〟臓——〝中心〟箇所というのは、人体構造上のそもそもが血（液）の集まってくる場所であり、その血を四肢末端にまで送り出す宿命をもっています。

「そこはずっしり来るわね」

というような反応の出た腓腹筋のふくらはぎや、膝裏、骨盤まわり、腰等にコリがある場合には、〝中心〟はどうなりますでしょうか？

「……コリがすごいですね」

コリというのは漢字にすると画数の多い極めて固い字体になってしまうので、あえてカタカナで読みやすくしたつもりだったのですが、意味を理解する上ではやはり漢字の方がいいかもしれません。

「コリ？」凝り。「ああ……凝り」

〝凝固〟という熟語や、〝凝り性〟などという語もあるように、**〝凝り〟というのは周囲の流れに乗らずに滞った固まりそのもの**であり、冷えやむくみや運動不足といったいろいろな要因によって筋肉の動きが停滞してきたり、結合組織などの無駄な繊維がまさしく画数のように繁雑に絡んで周辺の血流を悪くさせてしまう〝凝〟りと相成るわけです。

「筋肉の動きが停滞してきたり？　〝筋肉〟って、私スポーツは全然やらないわよ」

筋肉ときくと、トレーニングを日課としているアスリート・運動選手等を思いうかべる方がいらっしゃいますが、筋肉ももとは血液のカタマリですので——あえて〝固まり〟と表すことはしない血液の〝塊〟ですので
「私の筋肉が硬いわけないじゃない？」

スポーツ選手や日々トレーニングや運動をしているかたの筋肉の方が、量が多いのみならず、やわらかく、文字通り血〝液〟が液体状に通っているのです。

「……いえ、運動をしていないかたの方が逆に硬く……」

運動をしていないかたの方がむしろガチガチな筋肉（固体）であり、岩のようにも喩えられそうなそのコリをどかすために、〝中心〟はよりポンプ機能を高めていくことになります。

「……中心の負担も増し……」障害物とも喩えてよさそうなコリをどかすために、〝血〟液の〝圧〟力を上げていくのです。「……血圧を上げていくはめになり……」

このように血行さながら順番に追ってとらえていくと、当たり前の話に感じられるかもしれませんが、血圧の上昇というのは、塩分の過剰摂取や肥満や喫煙だけで起こるわけではなく
「……岩のように硬くなったコリをどかすために……」

全身を巡る血液が阻害されていることで起こることも少なくはありませんので

「……さらに血圧を上げていくはめになりますので……」

そのコリを少しでもまずはゆるめ

「……ここをまずは少しでもゆるめていきましょう」

ポンプ機能の〝血〟液の〝圧〟力を少しでも下げることにまずは比重を置いた治療になります……高血圧に関しては背中だけで診てとることは出来ても、背中だけで治療を完結することは難しいので

「……ここにもハリを打ちますね」

〝中心〟のエネルギーなり熱なりを、四肢末端の方へと散らしていくようなイメージで進めていき

「……この手の方にも」

イメージのみならず、実際に**末端の手首にも内関《ないかん》という心疾患に効能のあるツボがある**ので、やさしくハリで刺激を与えます。

「……ここはもともと筋肉も少ないので」中心から遠路はるばるやって来る血液ご一行をやさしく迎え入れるように、そっと……「……そっと打ちますね」

エネルギーや熱そのものは、いわば人体を動かす原動力・生命力ですので、とてもとても大切な存在です。

「たしかにそこは全然痛くない」

〝とてもとても〟を×2や×3くらいしてもいいくらいに、とてもとてもとてもとてもとてもとても大切な存在ですので、このエネルギー・熱そのものを下げてしまうような〝降圧剤〟といった西洋薬とは基本的には相容れない治療法になります。

「ところで、病院で出された薬の方はのみ続けた方がいいのかしら？」

本当にどうしようもないような高血圧を局所的に下げることに効能があるのが西洋薬ですので
「毎日三回のみ続けていて、下がりはするけれど、またすぐに上がってくるのよね」

ずっとのみ続けていては、今度は肝臓や、〝肝心〟を〝肝腎〟とも置き換えることのある腎臓といった解毒・排泄器官に多大な負担をかけていくことになります。

「だから最近は一日二回か一回のむくらいになってきているんだけど、叩き起こされるようなことはなくなってきているわね、夢とか尿意とかでたまに途中起こされることはあるけど、ああいう〝ドンドン〟みたいなのはなくなってきている、夜から朝までぐっすり眠れる日も多くなってきているし、逆に血圧の方も安定してきているみたいだから、薬の方ももうそろそろのまなくていいんじゃないかな？　って、こんどあのお医者さんにこっちから提案してみようと思っています」

皮膚炎

変色した〝中心〟の大きさはもちろん人によって異なり、よりピンポイントなお背中もあれば、

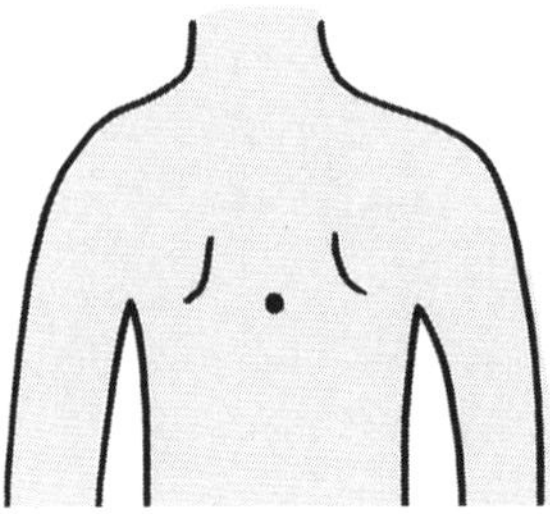

全体にまで面積を拡げていっている〝中心〟をもつお背中もあります。

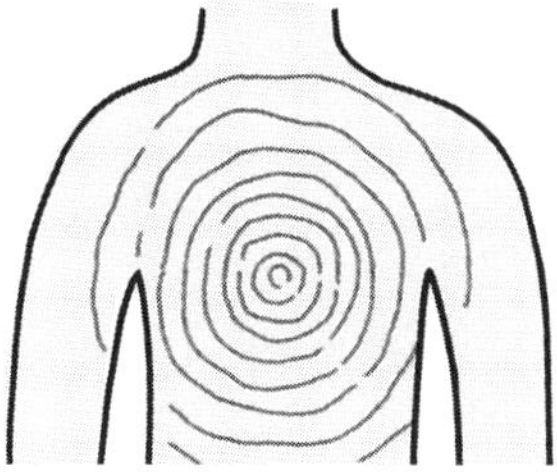

「そこだけじゃないッスよ、背中全体だけじゃなくて、手とか足とか首とか頭とかもかゆいッスよ」という語尾の〝ッス〟が、少しでもかゆみや熱を冷まそうとする試みのようにきこえてきます……「アトピー性のこの皮膚炎がちょっとでも良くなってくれれば、いいッス、いいッス」

全身的に拡がる皮膚炎も文字通り〝炎〟症ですので、全身の〝寒熱〟——平たく言えば、冷えている所と火照っている所のバランスを整える治療が必要で

「いいッス、いいッス」

全身の平均的な体力があるようでしたら、局所からわざと少し血を抜くこともあります。

「全然平気ッス」

局所というのは、もちろん〝中心〟のことであり、中心が拡張された中心のこのようなお背中の場合には、〝中心の中心〟という言い方になりますでしょうか。

「何でもやってもらって大丈夫ッス」

ここまでご紹介した数名の患者さんのケースとかわらず、解剖学的には胸椎七番目あたりの両肩甲骨の下角の間のまん中です。

「おっ、やっぱりそこはちょっと来るッス」

ハリを数ヶ所にぽつぽつ刺し、吸い玉やカッピングとも呼ばれる紡錘形の器具をかぶせて内圧を上げていくと、ひとりでに血の方から外に出てきます。

「来るッス」

かゆみの元となっていた余熱のような血液であり、色合いは黒ずんでいることが多いです。

「引っ張られる感じッス」ご存じの方も多いでしょうが、血を鮮やかな赤に染め上げるのは酸素の中のヘモグロビンという成分ですので、体内で息苦しい酸欠状態になっていた血液とも言え「ドロドロした何かが抜き取られるような感じもするッス」

血液等の流れを滞らせて、炎を巻き起こしていた元凶とまで悪く言えるかもしれません。

「魂が抜き取られているような感じも……」

口調の方も、寒熱のバランスが徐々になだらかになってきているでしょうか？

「するっす」

というようにひらがなのようにもきこえ出し
「スッキリします」小さな〝っ〟の促音も抜けてきている印象です。「スキリします」
全身性の皮膚炎があるかたも、睡眠障害をかかえている割合がたいへん高く
「なんか今晩はよく眠れる気がします」
睡眠導入剤等を服用されているかたも少なくない印象ですが
「クスリをのまなくても久しぶりに」
多少時間や回数はかかりつつも
「すでにもう眠くなってきているし」
全身的なかゆみが少しずつ引いていくのも、この中心からであることが当院では多くなっています。
「かゆみ？　ああ」
全体的な体力を底上げしながら、今日もまた吸い玉をかぶせていると、なんだか体の一部のようにも映ってきますね……
「たしかに最近は気にならなくなってきているかも」
ヒトにツノがあるとしたら、やはりその中心箇所になるのでしょうし
「忘れていたし、かゆみのことは」
本当にツノがあった痕のように映ってきています……

「他にもなにか大事なことを忘れている気がする……」

そうです、両側の肩甲骨は炎から逃れようとして飛ぼうと試みた羽や翼のようにも……

羽ばたくためのセルフケア・ペアケア

わたしの方でもその肩甲骨の羽や翼のようにここから飛び立って、次の第二章に軽やかに進んでいきたい所ですが、このままではみなさんの目線がツノのようにも尖ってきそうです……まだ自宅でのセルフケアやペアケアについて教えてもらっていない！ などという声がきこえてきそうですが、ご自身やお知り合い同士等でやっていただく際にも、ここまで記してきたことに留意いただきたく。

「自宅でやることまで伝えていた？」基本的にはここまで記してきた通りのことです。「伝えていないでしょ？」

どこどこのツボということに拘泥するより前に、**まずは〝中心〟の熱を分散して冷ます**。

「中心の熱を分散して冷ます？ はい？」

心疾患にたいして昔から効果があるとされている〝**内関**〟というツボや、

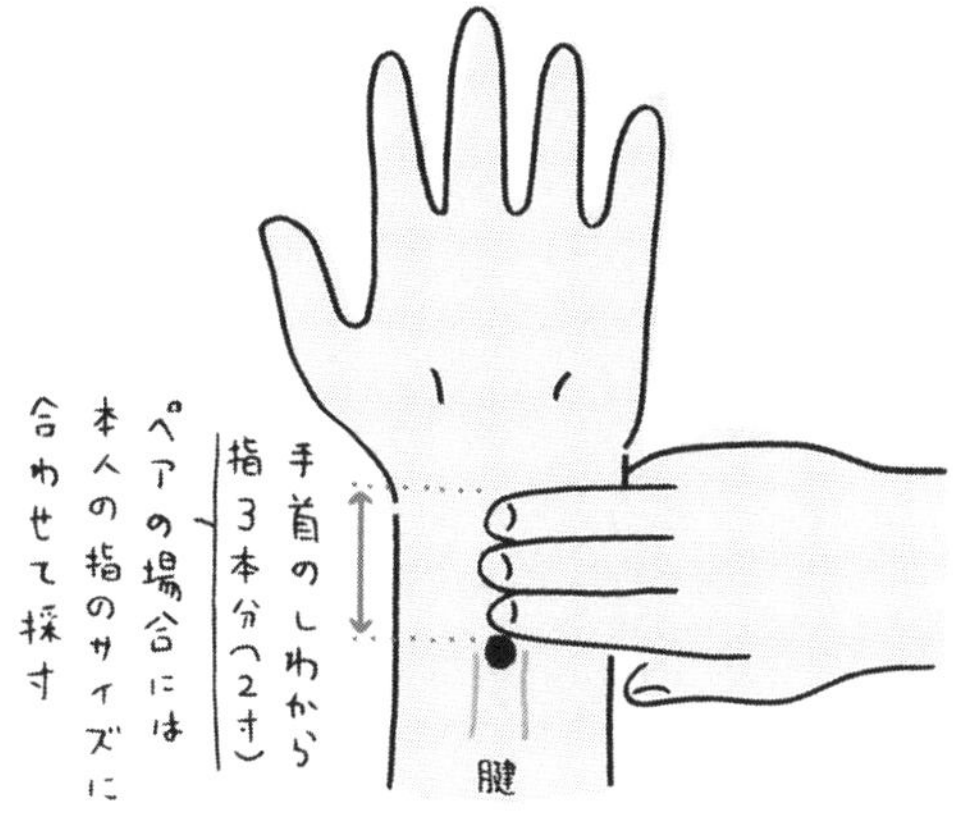
手首のしわから指3本分(2寸)
ペアの場合には本人の指のサイズに合わせて採寸
腱

皮膚炎のかゆみに効果があるとされている**肩髃**《けんぐう》というツボや、

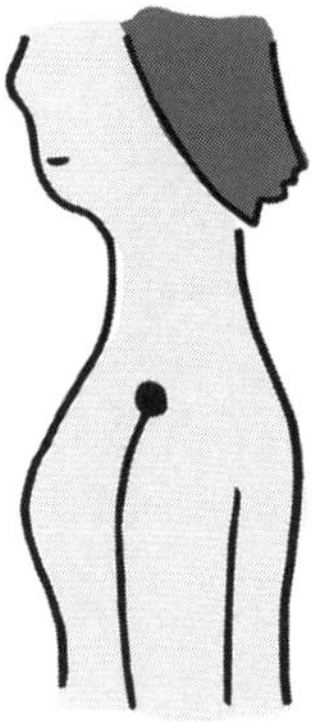
腕を真横に挙げた時に、
肩と腕のやや前側にできる凹み。
肩と腕の境目

睡眠障害に効果があるとされている失眠《しつみん》というツボがあったりしますが、

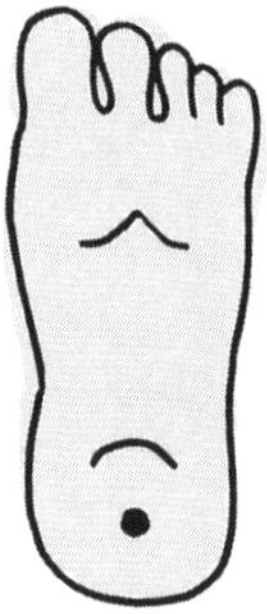

その位置の一つ一つ・一寸一寸に拘泥するより先に、まずは**四肢末端に熱を引く**ことこそ、早急にとり組むべきケアとなります。

「まずは足を温めることって、もしかしたら湯たんぽのこと言ってる？」湯たんぽもいいでしょう。「厚手の靴下のことも？」

厚手の靴下もいいでしょう。

「最近よく目にする電子レンジであたためて足首に巻く小豆のヤツのことも？」

商品そのものは存じ上げないのですが、その電子レンジであたためて足首に巻く小豆のヤツでもきっといいでしょう。

「要はまずは足を温めろと」

〝中心〟の炎の火消しにまずはつとめるべきで
「電子レンジであたためて巻く手首バージョンのヤツの方でも、大丈夫ってこと？」

電子レンジであたためて巻く手首バージョンのヤツの方でも、もちろん大丈夫です……四肢末端に熱を散らすことが先決で、それでも居残る睡眠障害なり皮膚炎のかゆみなり心疾患の前駆症状や予兆時には、それぞれ今しがた紹介したツボを活用していただければ。

「圧して大丈夫？」圧して大丈夫です……もちろん温度の加減もおこなえるハリやお灸でするに越したことはないですが、四肢末端の方は多少強い力で圧しても大丈夫です。「ドラッグストアとかで最近見かける台座の〝せんねん灸〟とかは？」

「……とてもいいと思いますよ」

「ありがとうございます」

「……いえいえ」

「早速やってみたんですが」

「……ええ」

「大分かゆみの方もへってきましたし」

「……そうですか」

「動悸に最近ドンドン叩き起こされることまではなくなっていますし」

「……ええ」

「途中で起きることもなくなってきています」

「……よかったですね」

「やっぱり私って深い睡眠にはつけていなかったんですね」

深い睡眠につけたことで、これまでの浅さに気づけたというお話までできかせていただいた後に、この患者さんの姿を見ていません。

「……コリの生じやすい膝裏や肘まわりも圧して大丈夫ですが、中心部分は圧すどころかあまり触らない方がいいと思います。自身の手の熱が伝わってより熱くなってしまうおそれもありますので、心臓に近い首等もあまり圧さない方がいいです、最悪頸椎がズレて手の方にしびれや神経痛が出てくる場合もありますので、首をご自分で鳴らしたりする習慣も長い目で見ると危険です」という注意点まで、わたしの口から伝えることが出来ていたかどうか……「……そういう意味では温度をもっていない金属・ステンレスのハリが患部の治療には最も適していると思いますが……まあたよっぽど悪くなったら、お気軽にご来院ください」

わかりました――という声がどこからともなくきこえてきた気がしましたが、治療院の扉が風で少し揺れただけかもしれません……当院の扉は淡いピンク一色に染めあがっている健康的な代物です。

背中は語っている

本書の扉を開ける前より、一度二度くらいはみなさんの方でも耳にしたことがあったのではないでしょうか？　一種の精神論のようなフレーズでもありますが、この国にはずいぶん昔から背中についての次のような慣用句めいたフレーズが出回っています――〝背中で語る〟というフレーズで、語頭には〝男は〟を補うことが多いでしょうか？　口でベラベラしゃべらずに、男は無言で語る↓姿勢で語る↓背すじで語る↓〝背中で語る〟という意味に至ったフレーズらしく、背中は無言であることが前提になっていますが、事実は異なります。

少なくとも臨床の上では異なっています。

背中は語っています。

男女といった性差にもとらわれずに、背中は語っているのです。年齢にも地位にも出自にもとらわれずに、背中はあけすけに何でも語ってくれているのです。自身の症状を語ってくれているのです。

訴えているとも表してもいいくらいにボリュームの大きいことばにきちんと〝耳〟を傾け、時には〝手〟で触り、〝目〟を凝らし、目に頼りすぎずにあえて一度閉じてみたりもしてもらえれば、誰にだって読みとれるようになるはずですので、引き続き次の背中についてもお付き合いいただければ……

◉2◉

背中が痛い！

予診票も背中のごとし

じゃあ背中を出してください――とはいくら何でも初診の患者さんにいきなり言うことはできませんので、まずは予診票に氏名・年齢・連絡先等を書いていただくことがほとんどです。

「〝主訴〟？」

ふだん使うことのない単語かもしれません。

「……主な訴え……つまり、今日一番気になる所のことです」

「ああ」と〝あー〟でも〝あぁ〟でも〝あ〟でもないはっきりとした二つの〝あ〟を吐きながら、ペンを走らせていきます。「〝副訴〟……ああ」

肩関節が固まっているのでしょうか……直線的なペンの動きが多く、直角や鋭角といった急カーブを描きながらペンを走らせています……やや超過速度であるかのように、予診票の紙の方もブルブル震えています。

「……ゆっくりで大丈夫ですよ」

ビリビリ破れてもしまいそうなくらいの筆圧で、実際に字の方も４Ｂや５Ｂのように濃く太いです……

「……ＨＢのはずでしたよね……」

「はい？」

「……いえ、何でも」

「はい」

「……はい？」

「書き上がりました」患者さんの手からわたしの手までの直線距離を通って渡された予診票には、結局〝副訴〟の方は記されていませんでした。「主訴の方だけでいいんで！」

「……はい」

「何とかしてください！」

言わずもがなかもしれませんが、もちろん予診票上の字体等も、背中のようにわたしは診ています。

「……〝**背中が痛い！**〟」

「そうです」

丸みの少ない文字の形状からして、おおよその背中の光景をすでに想像しています。

「背中が痛い！」

本当にこのような状況に陥っているのでしょう……

緊急性の高いことも……

当院の患者さんの〝主訴〟の割合で最も多いのは〝腰痛〟、二番目に多いのが〝肩コリ〟、三番目に〝首痛・首コリ〟もしくは〝足の痛み・しびれ〟が来ることが多いです。毎年年末に統計をとっていて、〝腰痛〟と〝肩コリ〟の順番が入れ替わったり、〝胃腸炎〟や〝ぜん息〟や〝生理痛〟といった内科系疾患が上位にランクインする年もありますが……まあ〝背中痛〟は圏外です。

〝背中が痛い！〟

という手書きの字体そのものが角張っていて――活字で表わすのは難しいのですが、たとえば〝い〟もペンをそのまま二つ並べたような直線になっていて……

「背中が痛い！」

という声そのものも、イントネーションがほとんどなく、直線的な印象を与えています。

「……痛いのは、背中なんですね？」

あえて倒置して患部が背中であることを強調して確認させてもらったわたしの声にたいして頷く首の動きも、どこかぎこちなく……

「はい！」曲線というよりは、やはり直線的な印象をおぼえます……「そうです！」

頚椎一つ一つの柔軟性・可動域もずいぶん狭くなっている印象ですが

「そう書きましたよね！」やはり一番痛いのは背中なのだそうです……「肩とか腰とかじゃないです！」

毎年のランキングの通り、上部にある肩ひいてはその先の首――あるいは下部にある腰ひいてはその先の足の方を痛がる患者さんが圧倒的に多い中で

「背中です！」

背中が痛いというのは、全身の状態じたいがすでにかなり悪いこともあり

「とくにここ数ヶ月！」

前章でも触れた通り、奥の内臓そのものが悪く、臓器は痛みを感じないのが基本ですから、周囲の筋肉が内臓の状態を受けて強張ることで、中のストロー状の神経が圧迫されて痛みを覚え始めるという機序によって発症しているケースもございますので

「……動悸は出ていないんですよね」

心臓まわりの症状がないようでしたら、すぐに勧めることは少ないですが

「……まあ、もし、お時間があるようでしたら……」

短期スパンでの三回程度の治療を受けても、痛みがおさまらない時には、やはり病院やクリニック等でのハイテクな検査を受けることをお勧めしています。

「ああ、でも、病院の方にはすでに一回二回行きましたよ！」

「……そうですか」

この方はどうでしょうか……

「コレステロールの値が若干高めなくらいで！　エコーでも異状は見つからず！」

「……なるほど」

すでに病院の方でひと通りの検査はすませているのだそうです。

「心療内科の方でも！」

「……心療内科」

あとは傾向としてはメンタル系の症状を持っている方が、背中痛には多い印象です。

「ああ、ごめんなさい！」

「……え？　どうしました、いきなり？」

「〝紹介〟欄を書くのを忘れちゃいました！」

「……いえいえ、そんなこと、気にせず」

「あの本を読んで、来てみたのです！」

「……あの本？」

「ほら、ハリ灸についての先生のご著書……タイトルは……『本を気持ちよく……どうとかこうとか……」

前著『本を気持ちよく読めるからだになるための本――ハリとお灸の「東洋医学」ショートショート』のことのようです。

「どういうかたが書いたんだろう、と」

「……ああ」

「どういう人が書いたんだろう、アレを、と」

「……ん？　アレ……」

「なんであんな小説みたいな形にしちゃったんですか？」

「……ああ……まあ……〝ショートショート〟ですので」

「ショートショートにしちゃダメでしょ！　大切なヒトの身体のことなんだから！」

といったやりとりを一くさり済ませた後に診せてもらったこの患者さんのお背中は、こんな状態になっておりました。

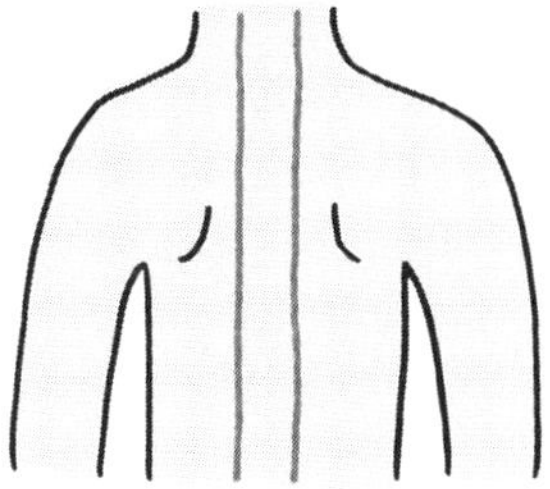

地の文と「　」

前著『本を気持ちよく読めるからだになるための本』を未読のかたにも少し説明をはさんでおきますと、タイトルにもあります通り、本を気持ちよく読めるからだになってもらうことを目標とした一冊でして、本を読むために必要な目や、本を持ち続けるために必要な手や肩や首や、座り続けるために必要な腰やお尻や、メンタルの調子も整えるために、ハリとお灸を紹介したショートショート形式となっており

「……どうなんでしょう」まさに今書いているこの文章の形式ともだいたい同じ調子になっています。「……そうですかね」

という〝「　」〟と、この地の文が交互に来ることが多いリズムになっている一冊で

「ああいう緩い感じにしたら、ダメでしょ！」

本書の方もおそらくそのような一冊になっていくでしょう……

「小説みたいな一冊にもなっていたし！」

たしかに〝小説〟とも言えるのかもしれませんが、いずれにしても治療の知識のみならず、治療の実践を体現するために採られた形式となっております。

「人のセリフの〝「　」《カギカッコ》〟が多すぎる！」

というようにおっしゃる患者さん・読者さんは、前著においても一定数いらっしゃいましたが

「〝「　」〟なんて要らないでしょ、医学書には！」

治療のことを記してある書でありながら、書そのものが全然治療になっていないのでは、真の意義において、読者のみなさんのお体の為にもなっていかないのではないでしょうか？

「……そうですかね」

読書している以外の時間にも、どこまで役立てられるものかわからず

「〝そうですかね〟って！」

少なくともわたしの方は、一読者としてそういった治療の知識のみが詰め込まれた書籍にはかえって体が強張ってしまっていたのでした……

「知識や情報だけ詰め込んでくれればいいのよ！」

説法や説教をうけているような気分にも陥ったり……

「そういうものでしょ、医学書って！」

為になる知識が一書・一頁・一行に詰めこまれているがゆえに、からだ全体が強張り、興奮し続けてしまうのです……

「……まあ、たしかに、そっちの方が一冊としてかさ張りはしませんが……」

知的興奮・高揚とも呼べるのかもしれない心身の高ぶりこそが、読書の醍醐味とも呼べるのかもしれませんが、少なくとも自宅での養生・セルフケア・ペアケアまでお伝えしようとする本書としては——知識の提供はもちろんのことではありますが——読書していることの時間そのものも、治療になるようにつとめていこうと。

「……よけい凝り固まらないように……」

もちろんすべての患者さん・読者さんにとって治療と呼べる一冊にしていくことは難しいし、思い上がりが甚だしいのかもしれませんが

「〝　〟や必要ない文章が入っていたりすると、イライラしてくる！」

というように伝え続けてくる患者さん・読者さんの体にこそ、必要な文章・治療のリズム

となっております。

「人の体を茶化されているような！」

このような患者さんの体・背中には、似たような特徴があるのです。

「っていうか、私の体を茶化されているような！」

という**〝「　」〟と地の文のリズムを欠いている背中**になっているのです。

「ふう！」

心身のバランスをとる自律神経の話でいえば、体をリラックスさせる副交感神経よりも、興奮や緊張を催し続ける交感神経の方が圧倒的優位に立っているのです。

「ごめんなさい！　さすがに少し言い過ぎたかもしれませんが！」

という声にも緩急がなく、すべて一本調子の〝急〟ばかりです。

「……いえいえ、こちらこ……」

と、わたしが返事する前に、次の声を急いでたたみ掛けてきています……

「作者のかたに直接言うのは、さすがにやり過ぎだと思いますが！」

視覚的には、背骨の一個一個の椎骨の間（椎間）が狭くなっていて

「一度言い始めると、止まらなくなっちゃうのよ！」

凹みが極端に狭くなっているか、ほとんど見当たらなくなっている背中で

「自分でも引いちゃうくらい、すぐに興奮してしまって！」

尖った凸ばかりがびっしり並んでいるとも形容できるかもしれません……

「今もそうだと思うけど！」

という〝「　」〟ばかりが並んでいる背骨とも言えるかもしれませんし……

「ここ最近とくに！」

改行や句読点もなくびっしり文字が敷き詰められている地の文とも言えるかもしれません……

「ここ数週間いや数ヶ月！」

地の文が交感神経なのか？　はたまた副交感神経なのか？

「この背中が痛いのと同じ時期かも！」

いずれにしても、どちらか一方しかない直線的な背中になっていて

「……いえいえ、読者のかたからの貴重なご感想です」

というような文章における〝「　」〟と地の文や、緩急や、副交感・交感や、オン・オフといったリズムを欠いてしまっている背中——というより背骨そのものです。

「……わたし自身も読み返してみて、〝こういう作者にはなりたくない〟ってつぶやいちゃう体調の日もありますので」

というわたしの一種のユーモアも受け入れられなくなっているお背中です……

「……〝なに考えているんだ、この作者は、本当にゆるすぎる！〟って、ははは……」

たとえまったく面白くないユーモアだったとしても、あいそ笑いくらい浮かべてくれたっていいじゃないですか？

凹vs凸

もちろんリラックスしてばかりでも体にとっては良くありませんので――ユルユルな締まりのない人間になるだけですので、凸は必要なのですが、凸ばかりでは興奮や緊張がなかなか鎮まってくれずに

「待って！　待って！」ちょっとハリの先端をあてただけでも過剰な反応を示してこられることが多くなっています。「もう痛い！　もう痛い！」

ツボをさぐるために手をあてただけでも、敵意をむき出しにしてこられるので

「さっきのご著書の感想、根に持っているんでしょ、先生！」

ハリと呼んでいいものか……刺さらない丸い銅やステンレスや金属のハリを時にはあてるだけにしながら

「……いえいえ、そんなことは」

背骨そのものの治療を進めていきます。

「……本当にあてているだけですよ」

という〝「　」〟と地の文のようなリズムを付けながら、副交感神経と交感神経／凹と凸／オフとオン／緩と急……といった二項の関係を再び築き上げていきます。

「絶対に根に持っている！」

副交感神経vs交感神経／凹vs凸／オフvsオン／緩vs急……といった〝vs〟で表わしてもいいような対立関係が出来上がってきた後には、次のステップに入っていきます。

「根に持っている」

対立してばかりでもアップダウンが激しく、体は疲弊しやすくなるので——人によってはウツvsソウもこの二極化した（双極化した）精神状態の特徴ともなりますので

「先生、怒っているんでしょ?」

という〝「　」〟と、この地の文の間も徐々になじませていくように……

「怒っているんでしょ」

vsといった対立の溝を埋めてなじませるような手つきに変えていきます……

「怒っているんでしょ……」具体的には、この段のあたりの背中・背骨では皮膚表面の過敏さもマシになってきていて「怒っていない……」

正真正銘の〝ハリ〟と呼んでしかるべき鋭利な金属を刺し入れても、さほど痛がることなく……「怒っていないのね……」……そして椎間にもハリが入りやすくなっているので

……「そうなのね……」上から下までの一本一本の椎骨の凸の間の凹にハリを刺し入れていって……「ちょっと痛いくらい……」表現は悪いかもしれませんが、ハリで少し穴をあけて……「ちっとも痛くない……」深部の余熱を逃がし……「いたくない……」〝VS〟の後にもVSVSVS……「VSVS？　ブイエス？」を続けて一つの対立構造をなじませていくように……「いまの先生のひとり言？　まあ、もう、そんなの、どうでもよくなってきたわ……」いわばS（主語）とV（動詞）の補完関係のようにVSVSVS……いつのまにか引っくり返っていき……背骨全体が張り詰めていた凸の方が凹んで均されてきたところで……今日の治療は終わりですか？　ええ……今日は終わりです。

脊柱管狭窄症にたいするハリ灸

そして次回の治療あたりからは、今度は背骨と隣り合う筋肉——脊柱《せきちゅう》起立筋《きりつきん》という頭蓋骨の下から骨盤までのびている筋肉そのものの方もゆるめていきます。

「そもそもなんでわたしの背中って、こうなっちゃったんだろう？」という口調にも、ゆるやかなイントネーションが戻ってきているでしょうか？「一つ一つ骨と骨の間が狭く」というように、漢字とひらがなが順々バランスよく配置されているような印象も時々受け

ますが

「すき間やゆとりがなくなっていたってことでしょ？」

もちろんまだ完全ではありません……治療の途上です。

「まだ時々背中が痛くなることもあるけど」

この患者さんの背中は一、二回の治療で改善に向かうだけ、まだマシではありますが

「だいぶ減ってきていると思う」

背中から始まった痛みが背中の領域内で収まっているだけ、まだマシなのですが

「オレの場合は、背中だけじゃなくて、腰や尻や足の方まで……」

たとえば次のようなお背中の患者さんにおいては、背中から起こったという痛みが腰・尻・足の方にまで拡がっていて

「少し歩くと、すぐに立ち止まって、また少し歩けるようになるんだけど……」

歩いたり、止まったり、歩いたり、止まったり……を間欠的にくり返す症状まで発症してしまっております。

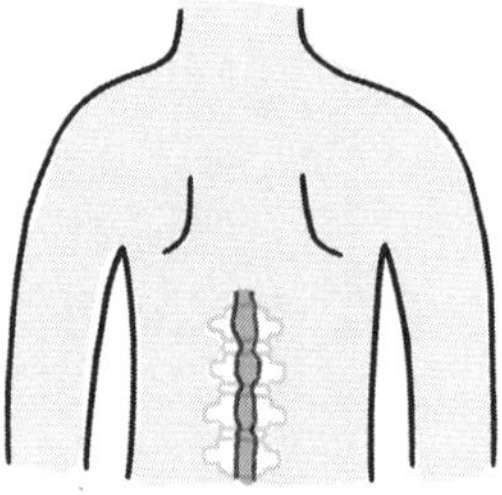

すでに病院の整形外科の方で〝**脊柱管狭窄症**《せきちゅうかんきょうさくしょう》〟という疾患名を付けられている患者さんで

「ここに来る時も、歩いては、止まって、歩いては、止まって」という症状のことは〝間欠《かんけつ》性跛行《せいはこう》〟と病院側では呼びます……脊柱管という背骨の中の神経の通り道・空洞が狭くなり、中の神経が圧迫されることにより起きます。「しびれてきて、長い時間は歩けなくなっているんだよね」

脊柱管が狭くなる原因についても、いくつか原因は考えられるのですが、まずは一番シンプルかつ距離も近い両隣の文字通り――脊柱起立筋をコリから起こして立たせるように、ハリを打ち、しびれや違和を感じている足の方にも順々に打っていきます。

「ああ、そこそこ、そんな感じでしびれたりするんだよな」というような痛みの再現性も、神経絡みの症状には大切になってきます。「いっつもそんなあんばい」

普段感じている痛みがハリによって再現されることで、症状が緩和される患者さんは多いです。

「今日は三回立ち止まっただけで、来ることができたよ」

当院としてはなるべくゆるやかな治療――交感神経より副交感神経の方に働きかけるような治療を心がけていて

「でも、やっぱり今日も痛えな」

そんなに深く刺し入れてはいないはずなのに……

「痛え、痛え」というような反応を示されることもあるくらい――過敏になっている患者さんも、この脊柱管狭窄症においては多いです。「そこだけやっぱり他と違う感覚がするな」

すでに脊柱管という管・空洞・トンネルが狭くなってしまっている段階ですので

「今日もやっぱり」

ただまっすぐになっているだけの前段の患者さんよりも、改善の速度・足どりの方も遅く

「今日は二回立ち止まっただけで、来れたけどさ」

三歩進んで二歩下がるような気分にもなったり

「本当にゆっくりなんだな」

あるいは、三歩進んで三歩下がったり……

「今日は久しぶりに三回立ち止まっちゃったよ」

全然前に進めていないように実感することも出てくるかもしれませんが……そこはこの疾患の症状と同じ――間欠性跛行のように、時には立ち止まりながら、またタイミングを見て一歩を踏み出していけばいいのです。

「今日はまた二回に戻ったけど」

もっとも大切なことは、ここよりも下がっていかないことで
「どうだろう」

これ以上悪化させないように、最低限、この場に踏み止まり続けることです。

「前よりは立ち止まっている時間も短くなってきたかな?」

大なり小なりすでに空洞が狭くなり出している所まで来ているというのは、そういうことでもありますので
「……ちょっとした腰痛でもなるべく放っておかない方がいいです」というように、予兆や初期症状としてあった早期の時点で治療を開始する重要性を説くと共に「……排尿・排便の障害にまでつながっていくこともありますので……」

これ以上狭くなって、痛みをかばうためにどんどん腰が曲がり↓前屈みになり↓視界が下ばかりを向き↓気分も塞ぎこみやすく↓外に出るのがおっくうになり↓筋力が弱まり↓たま

に外に出ると、何てことない段差や石につまずきやすく↓そのまま頭から倒れてしまって意識を失ったり↓あるいは簡単に骨を折ってしまって↓入院↓ようやく退院できても、ご自宅や施設の方で寝たきりになってしまう道程にまで呑みこまれてしまわないように

「……まずはきちんとこの地点をキープしましょう」

最低限踏み止まってもらうような治療を心がけていきます。

「……まだまだこれから先は長いので」

脊柱管狭窄症は五十代以降のご年配の方に多い疾患ですが

「……本当にまだまだ長いので」

治療法として似たものに、**側弯症**《そくわんしょう》という若い方――小学生くらいから発症したり、先天的なものも多い症状もあります。

「……今のうちにきちんと治療をしていきましょう」

のちの脊柱管狭窄症につながる前駆・予兆として発症することもある症状です。

側弯症

本章の最初の方でもう少し踏みこんで書いておけばよかったかもしれませんが、**背骨とい**

うものはそもそもが曲がっています。〝生理的弯曲《せいりてきわんきょく》〟と医学的に呼ばれるものがそうで、頚椎七個はやや前弯、胸椎十二個はやや後弯、腰椎五個はやや前弯というように、ゆるやかなS字を描いているのが人体においては当たり前の生理なのですが、これはあくまで前~後の話です。

「は~い」

歩行の際の衝撃を吸収するのに与って助けとなっているのが、この前~後のS字であり、まっすぐになってしまっている背骨よりも1／10ほどの衝撃ですんでいるのだそうですが

「え~え」

右~左というS字はもちろん生理ではありません。

「そ~なんです」

左~右でももちろん同じことです……歩行の際の衝撃だけでは済まないS字になるでしょう。

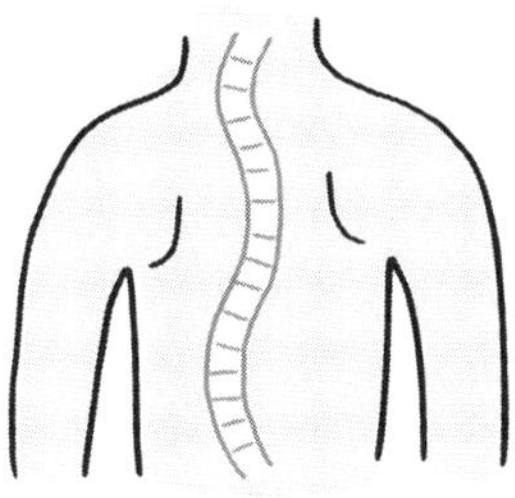

先天性の場合には、背骨の椎骨に何かしらの異常形成があることがまずは考えられ、後天性の場合には、思春期のとくに女性に多いことから身長の伸びにかぎらない種々の急激な発育も原因として考えられますが
「はじめて〜言われて」

声そのものもどこか線が細く、右〜左に少しふらついている印象をうけています。

「これまでの〜健診では」

「……ええ」

「だいじょ〜ぶだったんですが」

「……そうですか」

臓器の方まで圧迫しだしているのかもしれませんが、前年の健診（レントゲン）では異常がなく、今年の健診で初めて指摘されたという側弯症ですので

「いつの間にかカ〜ブしているみたいで」

これ以上曲げないようにする現状維持だけでなく、もとの状態に戻すことが出来るかもしれません。

「そ〜ちゃくしてみてもいいかも〜、とも言われたんですが」というように病院の方で浅く提案されたというコルセットは、まだカーブが小さいことと見た目上の問題も気になるらしく、判断を保留にしているそうです。「〝そ〜ちゃく〟じゃなくて、装着です、先生」

たしかに弯曲を進行させない程に固めてしまっては、動きが多少なりとも制限されるのみならず、血行も阻害されてしまうでしょうか……

「……なるほど」

スクリューやロッドを入れて矯正するという大掛かりな外科手術にまで、このまま進ませていくのを黙って見過ごしているわけにもいきません。

「……状況はわかりました」

椎間のテンション・緊張も強くなっているので、まず先程のまっすぐな背骨のケースの所で紹介した椎間へのハリ刺入を施し

「……最善を尽くします」

次に脊柱管狭窄症の所で紹介した背骨の両隣の脊柱起立筋の緊張を、ハリでゆるめて
「……痛かったらおっしゃって下さい」
数回経過を見て、身体全体の体調・体力の底上げも実感したところで
「……熱いかもしれませんが、次にお灸をやってみましょうか？」という断りを患者さんに入れてから、お灸も施していくことにします。「少しヤケドになる場所もあるかもしれませんが、ヤケドを起こすことで白血球が集まり、白血球の中のマクロファージが筋肉にたまった疲労物質を食べてくれるので、コリの方もゆるんで……」
お灸におけるヤケドの効果も念のためお伝えした上で――しかしなるべく痕に残らないように心がけながら
「ちょっと熱いかも〜」
ヤケドになる／ならないの皮膚状態にも個人差・個体差が相当あるのですが、発赤する程度で済むように心がけながら
「あ〜……これはだいじょーぶ」
脊柱起立筋上にモグサを並べていきます。

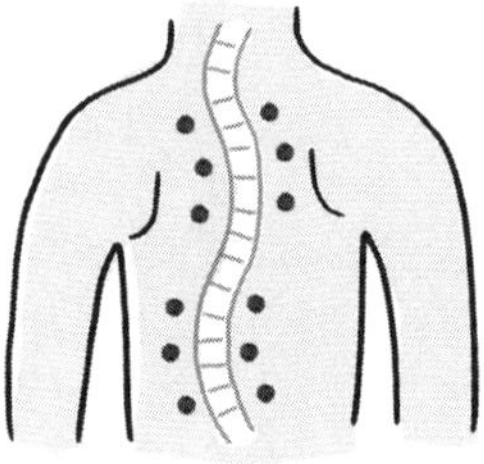

とくに弯曲の強い起立筋の上に並べて、背骨を挟み込みます。

「……〝だいじょ〜ぶ〟じゃなくて、〝だいじょーぶ〟になってきましたね」

上から順に線香で点火していきます。

「なに言ってんの、先生……でも、あー、ヨモギのにおい、いいですねー」という嗅覚の感想をのべる余裕を見せていた患者さんですが、すぐに温覚の方に切り替わっていきます。

「アツッ」

「……とっていきます」

「アツッ」

「……とっていきます」

「アツッ」

「……とっていきます」

「アツッ」

「……とっていき……」

「チクッ」という擬音の表現も一度あったでしょうか？「なんだか……」

「……ええ」

「ハリみたいなおキューですね」

これまでの治療でも据えてきた温めるタイプのお灸ではなく、刺激を少し加えるためのお灸になっています。

「……おキュー」

ハリの刺激＋お灸の刺激といった理解でもいいと思いますが
「おきゅう」

1＋1＝2以上の効果を発揮することもありますし
「……ええ」

そもそも貧血等の症状をお持ちで筋肉が硬くなりがちな方にとっては、やはり刺激が強すぎて、1＋1＝が1ないしは0ないしはマイナスに傾くケースもなくはないので
「お灸っていろいろーあるんですね」

その日の体調――背中の状態・光景を見きわめてから、適宜施すようにしています。

「いろいろな鍼灸院のホームページを見ていたら、ねえ、先生、電気もあるんですよね？」

ハリの柄から電気（低周波）を流して筋肉をゆるめることを狙う治療法も世の中にはあるそうですが……

「……ありますよ」

背中に関してはやはり奥に心臓もございますので、電気の振動まで与えて固有の心拍のリズムまで乱してしまうのが当院としては怖く……

「……ありはしますけど、当院ではおこなわないですかね」

呼吸の呼息（吐く）と吸息（吸う）に合わせて、ドックンドックン……収縮と拡張とくり返している心拍のリズムではありますが……

「……とくに背中にたいしては」

もちろん背中と同じように、そのリズムはみなさん異なっています。

「……みなさん、それぞれのリズムを持っていますので」

この紙の媒体では、お見せできないような動画の世界の話になってくるのかもしれませんが……

「……リズムを矯正するのではなく」

ドックンドックンのみならず、トックントックンやトットットッやツォックツォックやポッポッポッやＰＰＰといった大・小／深・浅／長・短／太・細等々のリズムに合わせて……

「……リズムに合わせて治していかないと」

脊柱起立筋の方にまで血液がまんべんなく循環しだし……

「……すぐに戻ってしまいますし」

ゆるんできて、緊張もほぐれ、色合いの方も明るくなってきたでしょうか？

「無理も出てくるってことですねー」

まん中の背骨への圧迫も、回を重ねるごとになくなってきている印象です。

「……ええ」

背骨そのものの方も久しぶりに緊張から解かれて……

「なんだか身長がのびたー気がする」

下～上に向かって伸びをしているようにも見受けられてきます。

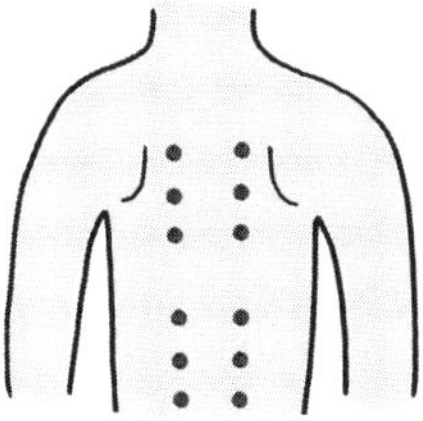

背中を解くケア

章末で紹介するセルフケア・ペアケアについても、こういったお背中をお持ちの方には、呼吸・心拍に関連した方法をおすすめしています。「呼吸・心拍に関連した方法？」という〝「　」〟と地の文の交互のリズムにもさすがに飽きてきたかもしれませんので、一度解いてみましょうか。

第一の発見は、この胸脇苦満というサインが、肩甲骨にある棘下筋のシコリ（硬結《こうけつ》）に鍼を刺してゆるめると、消えてしまう現象を見出したことであった。腹部の徴候だからといって、腹部だけを見なかったのがよかった。

（寺澤捷年『和漢診療学　あたらしい漢方』岩波新書、五七―五八頁）

一度解いてみると言っても、ただ他の方の言葉を間に挟んだにすぎないのですが、痛みを覚えるくらいの背中をお持ちの体というのは表側のお腹の方も強張っていて、季肋部というおへその上の肋骨付近がパンパンに膨れ上がっていて、触診時のこちらの指も入りづらい。

東洋医学で言うところの〝胸脇苦満《きょうきょうくまん》〟という状態のお腹になっているわけですが、なかなか外からの新しい空気が入りづらくなっている——他人の言葉も入りづらくなっている——状況を何とかしないと、背中の痛みや緊張は消えてくれません。血液の材料にもなる外からの酸素がうまくとり込めなければ、脊柱起立筋そのものが骨や石のように固まったままです。

第二ステップとして神経解剖学の知識を動員した。棘下筋は頸髄の第五・六髄節の支配下にある。一方、呼吸運動の主体である横隔膜は頸髄の第三・四・五髄節からはじまる横隔神経の支配下にあることに気づいた。頸髄の第五髄節で両者は重なっているのである。とすると、棘下筋のシコリに鍼を刺すことによる入力信号が、脊髄のなかで横隔神経のアルファとガンマの運動神経細胞の活動にブレーキをかけることが想定された。つまり、横隔膜の異常な緊張状態を棘下筋への鍼刺激がゆるめたのである。

（前掲書、五八頁）

医師でありながら東洋医学との融合をめざした〝和漢診療学〟の提唱者・寺澤捷年さんは、ここでは鍼を手法として紹介してくださっていますが、みなさんにおいては**セルフケア・ペアケアとして指で押していただくだけでも十分効果がある**と思います。セルフケアとしては少し手がいきづらい**肩甲骨上のポイント**ですので、

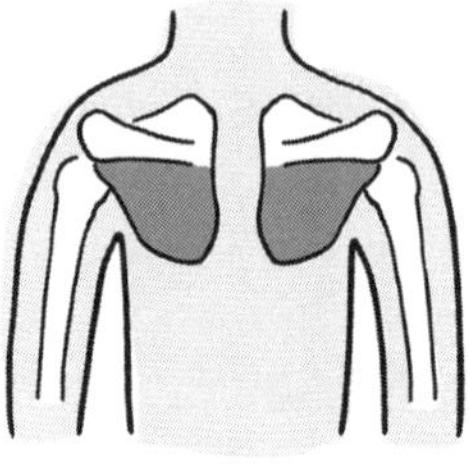

ペアケア——他の人に押してもらうのがいいと思いますが、あくまで〝**押す**〟や〝**推す**〟くらいの力加減で、〝圧す〟ほどの強さ・圧力にはならない方がいいと思います。とくにご年配の方の中には骨粗しょう症等の問題も相まって肩甲骨が薄くなっていたり、すでに一部が空いていたりすることもあるので——ハリで刺す場合にもそのまま奥の肺に刺して穴を空けてパンクさせてしまわないよう・気胸《ききょう》にはならないように注意が必要な部位ですし、さらにその奥や近辺にはくだんの心臓もございます。〝圧〟迫するくらいの強度だと、人にとっては心臓まわりの症状や、第1章で紹介したような背中に陥っていく可能性もありますので、寺澤さんがお書きになっているような「**棘下筋のシコリ**（**硬結**）」を手でさぐって見つけたら、軽く押すか、そのあんばいが難しいようでしたら垂直ではなく平行に動かす。

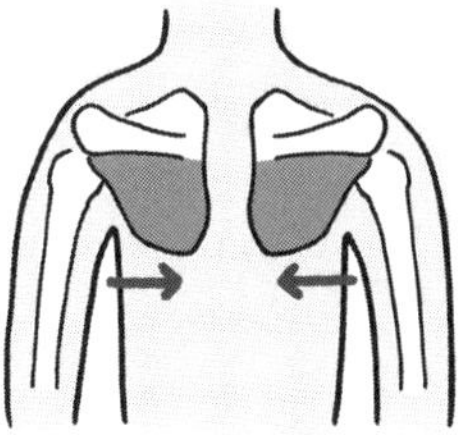

シコリを横に切っていくような手つきで何回か、あるいは十何回かくり返していると、スジがはっきりしてきます。さらにくり返していくと、少しずつゆるんでくるはずです。そのシコリがゆるむと、胸脇苦満も催していた横隔膜そのものもゆるみ出し、呼吸の方も胸式から腹式や丹田《たんでん》（おへその下）へと深まってくるはずです。

一〇分間の鍼治療の後での肺活量は三〇〇ミリリットル近く増加し、予測値の八五〜九〇％に改善したのである。患者さんも「息が楽になりました」とか、「このあばら骨のあたりのふさがった感じが消えました」と言ってくれた。これで、胸脇苦満というサインの本態が見えてきた。

（前掲書、六〇頁）

肩甲骨上の筋肉がゆるめば、おのずと胸が開けるようになりますので、脊柱管狭窄症や側弯症の方に多い猫背や巻き肩の防止にもつながっていきます。

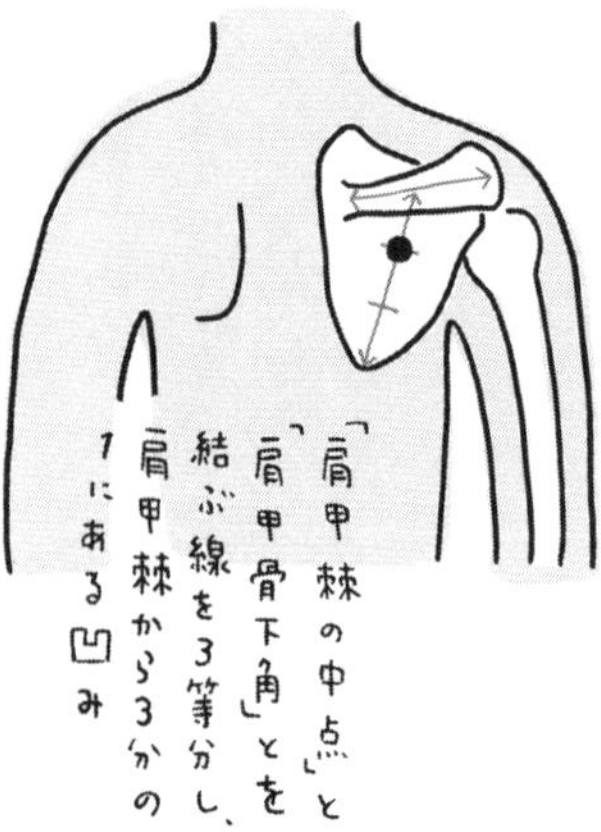
「肩甲棘の中点」と
「肩甲骨下角」とを
結ぶ線を3等分し、
肩甲棘から3分の
1にある凹み

というほとんど肩甲骨の中央にある**天宗**《てんそう》も、表側の脇のあたりにまで響くツボとして、わたしの方から加えておすすめしておきたいですし、リンパ液や老廃物のたまりやすいその脇をゆるめるということでは、次のようなストレッチもおすすめしておきたいです。

①手の第一～四指をフックに引っかける

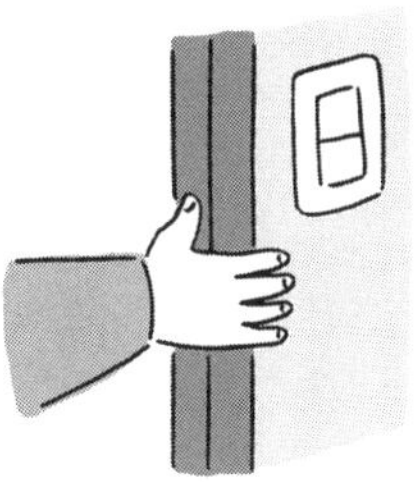

②そのまま胴体の方は逆方向を向く

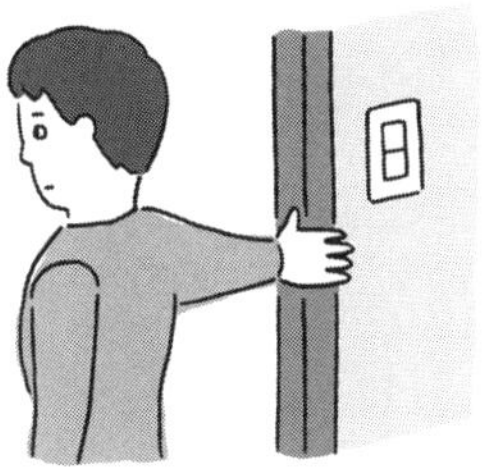

③脇がきちんと伸びて開いていることを実感しながら、さらに角度を拡げて、自身の背中の方に視線を向けていく

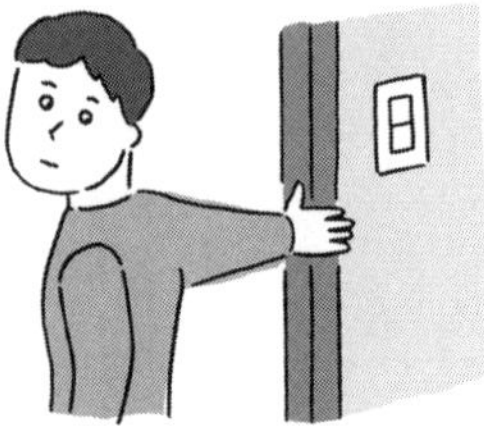

ご自宅の窓枠やドア等の手軽なフックに指をあてて脇を伸ばすことのできるストレッチでして、きついくらいの強度でなくていいので、三十秒や一分といった比較的長い時間のばし続けていただければ。

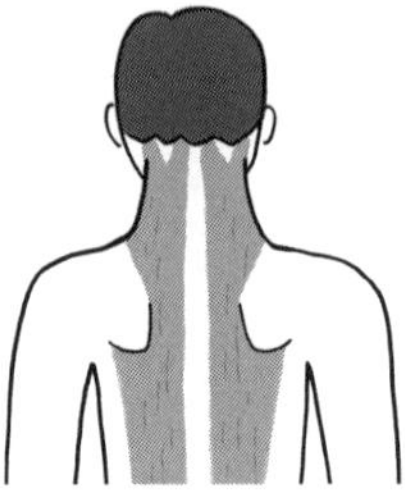

頭蓋骨のすぐ下から骨盤にまで続く体内において一番長い筋肉・脊柱起立筋についても、やはり少しでもケアしてゆるめておけるといいと思いますので、さきほど紹介したような横に切るような手つきで、上の**天柱**《てんちゅう》というツボから順に触っていく方法でもいいですし、

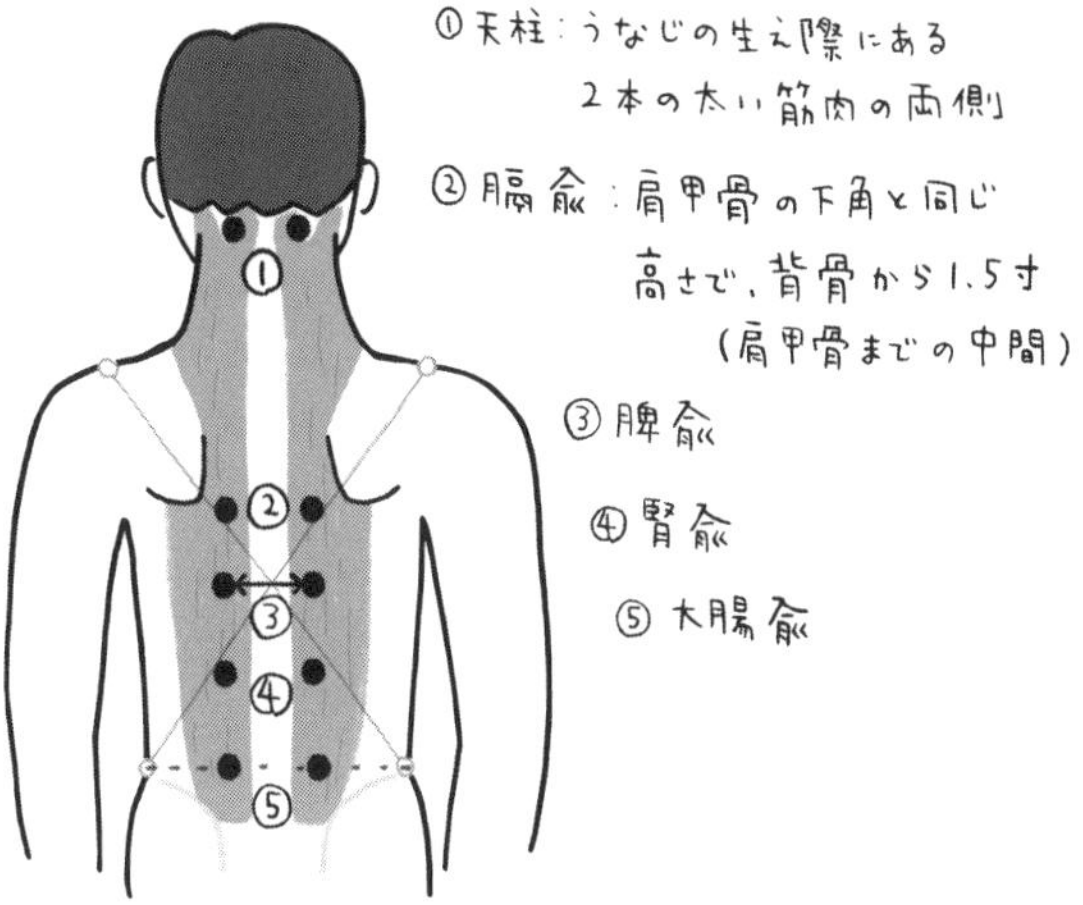
①天柱：うなじの生え際にある
2本の太い筋肉の両側
②膈兪：肩甲骨の下角と同じ
高さで、背骨から1.5寸
（肩甲骨までの中間）
③脾兪
④腎兪
⑤大腸兪
①
②
③
④
⑤

この五穴のツボ――左右あわせて十穴のツボ（経穴）を押していただくだけでも、十分に効果があると思います。脊柱起立筋の起始部にほど近い〈**天柱**〉は物忘れや認知症予防にもつながり、左右の肩甲骨の下角を結んだ位置にある〈**膈兪**《かくゆ》〉は前章でも紹介した通り睡眠やかゆみに効能があり（ここはより軽めに押すか横に切るくらいにしましょう）、骨盤の一番高くなっている所・腸骨稜《ちょうこつりょう》と両肩の先端を線で結んだ点の左右の〈**脾兪**《ひゆ》〉は消化機能に関わり、ヤコビー線という左右の腸骨稜を結んだ線に両手を置いて親指が付く腰椎二番の高さにある〈**腎兪**《じんゆ》〉は文字通り腎臓まわりや腰の冷えや疲れやすさ等に、その下のヤコビー線上の〈**大腸兪**〉は腸の働きにそれぞれ効能があり、側弯の起点にもなりやすい箇所ですので、予防にもつながっていきます。

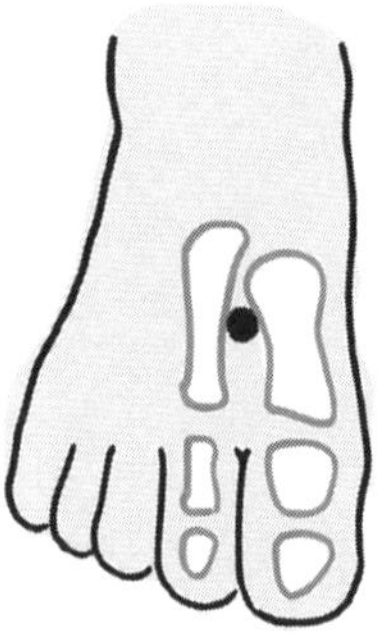

足の親指と人差し指の骨が交わるところのくぼみ

胸脇苦満については、当院では**太衝**《たいしょう》というツボも重宝しているので、その足の親指と人差し指の間のつけ根あたりをクリクリしていただいて胸のつかえや呼吸がしやすくなったら、グリグリするくらい強度を徐々に上げていってもらえれば。ここまで紹介してきたセルフケア・ペアケアを律儀にすべてやる必要はなく、一番二番効果を感じられたものを無理なく続けていただければと思います。継続がやはり必要です――その継続する忍耐力や堪え性を付ける上でも、この太衝というツボは効果があることが多いです。いわゆるストレスによるイライラや二日酔いや、筋肉としてはそけい部や股関節まわりの深層の筋肉（インナーマッスル）とも繋がりがございますので頑固な腰痛にも効きますし、次章で紹介する肝臓まわりの症状にも効能がありますが――こういった効能が多い分だけ、後でぐったりすることもあるツボですので、グリグリくらいでよろしいかと。グッリングッリンまで強める必要はないですし、グリグリグリグリグリグリ……まで何度も何十度も押さない方がいいと思います。

◉3◉

毛が生えちゃってるんですけど……

背中のプライバシー

まずは本章では背中のイラストを何枚かご覧いただくことにいたしましょう。

①

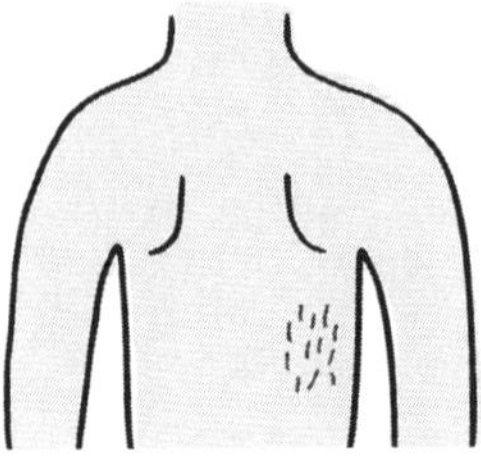

②

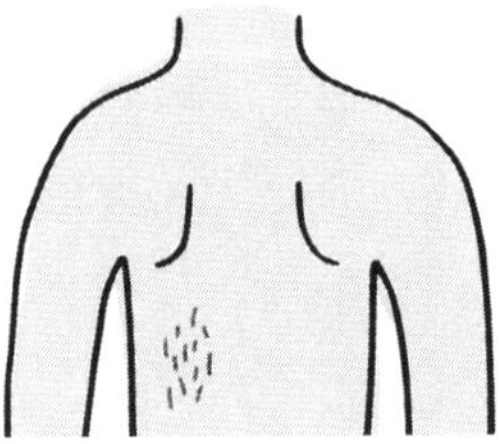

③

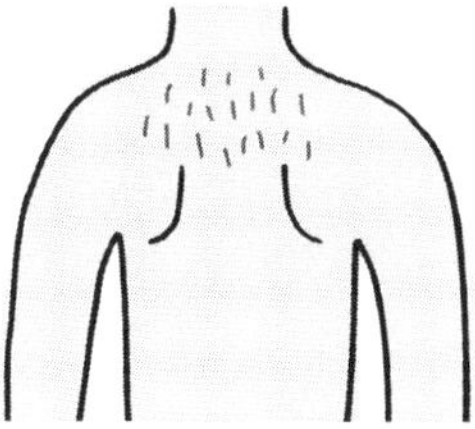

④

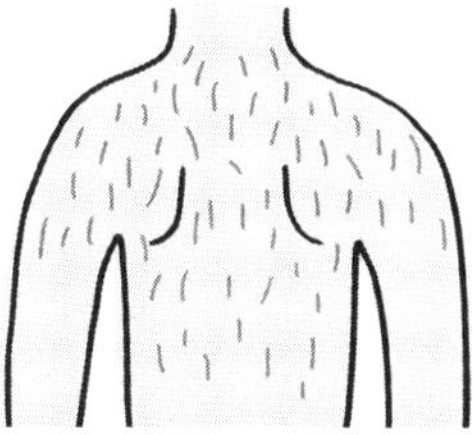

背中なんて大体みんな似たようなもんでしょう？　という考えをお持ちの方がまだいらっしゃるかもしれませんが——匿名性の高い部位だから、そのまま写真を載せても大丈夫でしょう？　というように疑問符をお付けになってくる方も中にはいらっしゃるかもしれませんが、自律神経系を主に扱ってなるべく読者のみなさんにリラックスして頂こうとつとめてきた章は先ほど終わりましたので、すこしきつめにここは書いてもよろしいでしょうか？

断じてちがう！

ヒトの背中はそれぞれ異なる！　きちんとそこには名前が記されているようなもんだ！

匿名性の低い部位っていうのは、じゃあ、逆に一体どこのことを言っているんですか⁉　顔なんか大体目と鼻と口があって決まってんじゃないですか！　キャンバスのような一面に描かれている背中に比べたら、顔こそどれも似たようなもんですよ！　まったく！　まだ〝背中なんて似たようなもんでしょう？〟なんて言っているなんて、それこそどうかしてますよ！　いったい何をここまで読んできたんだ！　もう第3章に入っているというのに‼　ったく……

〝！〟を二つもくっつけるまで、つい語調をあらげてしまい、失礼いたしました……さすがにきつく書きすぎてしまったと思いますが……本当にそれぞれの背中は異なっていて、個人が特定される可能性も否めないくらいですので、写真をイラストに置き換えてのご紹介ですみませんが、本当にこのような背中は存在しているのです。

「とくに不調という不調の自覚はないんだけど」まわりの方のお背中もこうなっているかもしれませんし、ご自身の背中もこうなっているかもしれません……本書を読むのを一度中断して、合わせ鏡等を用いて、今のうちにちょっと視認していただいてもいいかもしれませんね。「いっつも健診でひっかかるんすよね」

具体的な次のお背中のケースの話に入るのは、この後ですので……

「……健診？」

「そう！」

〝そう言ったでしょ！〟という省略形のように、わたしの言葉の反復への同意というより、イラ立ちのようなものを口調から感じます……

「オレは酒ももとから飲まないのに！」第1章でちょっと紹介した更年期障害ののぼせ症状や、第2章で紹介した神経過敏によるものというより、血の巡りのバランスの悪さから来るようなストレスフルな口調に感じます……「肝数値もいっつも高いんだよね！　ガンマGDPとか！」

と悪の権化のように肝機能の指標の一つを扱って発しています……

「まったく！」

この患者さんの口調がもしかしたら伝染ってしまい、さきほどこちらの語調の方もきつくなり過ぎたのかもしれません。

「ったく!!」他人に自分の状況・症状を伝染したがるような所も、この背中の所見の方には多いかもしれません……「ったく!!!」

という口調の方のお背中が①となっております。

伝染――ウツ

諸説あるそうですが、実際にそのような患者さんに関わっている臨床的な見地からすると有力に感じる一説――〝伝染《うつ》〟すというのがウツの語源だとする一説を頭の中に思い出しながら、わたしは首をこきざみに振り、傾聴しているフリを続けていました。

「結局いっつも自分ばっか損をする人生なんだよな！」というような話だったと思うのですが……すみません。すでに何回かきいている話ではありますし、あくまできいているフリでしたので、実際はこの時は違った話だったかもしれません……「昨日も、自分だけ、折り畳み傘を、忘れて、濡れネズミ！」

文面で表わす所の句点や読点が入りそうな間に、タイミング良く首肯がおさまるように留意していただけのことで
「……そうだったんですか」

話の中身にまで頭を突っ込むことはしませんでした。

「……それはお気の毒に」

患者さん自身が話す自覚症状を鵜呑みにしないようにしている〝自覚≠他覚〟（一一三頁）とは別の意味合いにおいて、なるべくきき入らないようにしているのです。

「先生ならわかってくれるでしょ⁉」〝伝染〟されたくない……「心療内科の先生って、本当に何にも話をきいてくれないんだよ‼」

というような話はどこかのタイミングで出たように記憶していますが――〝心療内科の先生〟・〝パソコンの画面を見てばっか〟・〝話をゆっくりきいてくれない〟・〝目線も合わせてくれない〟・〝聴診器を胸と背中に当てただけ〟……というようなインパクトのあるフレーズは出ていたと思いますが

「パソコンの画面を見てばっか‼」

西洋医学側のお医者さんの方が一日にたくさんの患者さんを診ないといけないので、なおさらかもしれません。

「話をゆっくりきいてくれない‼」一人一人にかけられる時間がそもそも少ないこともあるでしょうし「目線も合わせてくれない‼」

一人一人の話を親身にきき入り過ぎて、心療内科の先生じたいが今度はウツになり

「聴診器を胸と背中に当てただけ‼」

〝患者側〟に回って、職務を果たせなくなるという小噺のようなエピソードは各所で耳にします。

「一時間ちかく待たされて、たったの五分で終わり‼」

一人でも多くの患者さんを診られるように、一人一人にはあまり時間をかけすぎず

「最後も目線を合わせようとせずに、〝お大事に〟ってテンプレート‼」

目線もなるべく合わさないようにする。

「目線ぐらい無理やり合わせようとしたら……」

パソコン画面の方に目線を逃がしている以上
「パソコンの画面の中で目が合っちゃったよ‼」というようなことも、たまに起こりはするのでしょう……「気まずい顔を浮かべられちゃって‼」

そしてなるべくじかに触れない――聴診器等をあてるだけで触診も済ませる。

「〝お薬、ちょっと多めに出しておきますね〟だってさ‼」

投薬だけでなるべく治そうとするのも、生身に触れて伝染されないための西洋医学側の一種の発展史なのかもしれませんが……

「自分となるべく関わりたくないんでしょうね‼」

こちら東洋医学側においては、どうしても病態を把握するために――数千年前と同じように――直に触れないといけず……

「先生みたいには、触ってくれないのよ！」

これから少しでも正確な治療に入っていくために、実際に触れていかないといけないのですが……

「ん？　先生ももしかして、あまり自分の体に触らないようにしている⁉」

このお背中①については、そんなに触れなくても診察の方はできてしまいそうです。

体内マップ

言葉の方でもわざわざ触れる必要がないくらいかもしれませんが、このお背中①においては右の肋骨付近の一ヶ所にのみ毛が生えています。一目瞭然です。

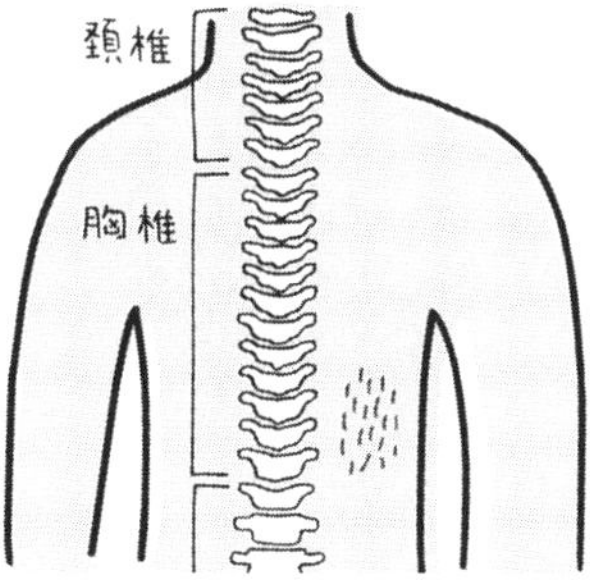

胸椎でいうところの九〜十二番目のあたりで、ここには肝臓が収まっていて、左側には胃が収まっているお体がヒトにおいては圧倒的に多いです。

「……いえいえ」

そして下には左右の腎臓――肝臓が右側にあることにより右側の方がいくらか下がっている腎臓、膵臓、大腸、小腸、膀胱などが収まっていて

「……触らなくても分かる情報がございますので」

上には心臓や肺等が収まっていることが多い解剖の体内マップをイメージしていただきながら、①のみならず②と③の背中についてもまとめてご覧いただければよりわかりやすいかと思いまして、章のはじめに並べさせてもらいました。

「……たぶんどなたでも一見して分かるような」

②のお背中においては、胃の上の皮膚にのみ

「……そういう情報ですよ」

③のお背中においては、ほとんどは肺の上の皮膚にのみ、**毛が生えています**。

「……そういう〝ことば〟ですよ」

背中全体が毛むくじゃらの④については、もう少し後でご説明するとして……

「……毛というのは」

なぜこのようなお背中になっているのでしょう?

「……いったい何なのでしょう?」

そもそも毛とは何なのか?

「……毛とは」本当に何なんでしょう?「……何なんでしょう?」

〝毛〟という字体じたいが毛のように見えてくるくらいですが……

「……みなさんにも一緒に考えていただきたく」

みなさんご自身の体の方にもぜひ目を向けていただきたく。

「……体のいったいどこに生えているのが毛なのか?」

みなさんのお体においては、いったいどこに毛は生えていますでしょうか?

毛とは……

お背中と同じように――というフレーズを本書においてはちょくちょく枕に置かせていただきますが――毛が生える部位・ポイントという密集地にも、個人差・個体差があり、生えているorr生えていないという一見して分かる違いにより、お体の状態を診察することももちろん可能になってきます。

「自分の体の中で毛が生えているのは……」どこに生えていて、どこに生えていないか……

「自分が見えている所で言うと」

「……ええ」

「まずはこの頭――髪の毛」

頭を覆いつくすようにおのずと生えてきているということでしょう。

「あとは、恥ずかしいんですけど」脱毛サロンの広告を巷でよく見かけるので、毛というのは大体が〝恥ずかしい〟思いを催させるのかもしれません。「へその下にも」

デリケートな部位に生えていることが多いものではあります。

「……へその下」

東洋医学・思想的には〝丹田〟とよく呼ばれるポイントで、へその下数センチに位置しているエネルギーの集まる中心ということになっています。

「いわゆるギャランドゥっていう毛で」実際にこの方の丹田周辺はペコペコして力がなかったので、生い茂っている毛なのでしょう。「あとは、そのさらに下の局所？　局部？」

「……ああ、はい」

「お尻の穴のまわりとか」

「……まあ、はい」

「他は」とすぐに話を変えたがるようなデリケートな部位ではあります。「スネの毛とか」

「……いわゆる〝弁慶の泣き所〟っていう……」

「鼻の粘膜に生えている毛とか」

「……はい」

「眼球を守っているっていうことなのかな？　まつ毛とか」

「……はい」と沈黙や空白をわたしの方がおそれて打ち続けている字面上の〝……〟も、毛の一種のように感じられてきています……「……はい」

体質・体調的に弱っている箇所に生えてくることが多いのが、毛……と言っていいでしょう。

「でも、俺の場合はヒゲは不思議と薄いままなんだよなあ」

という語尾ののびもあるので――小文字や〝……〟のように尻すぼみになっているわけではないので、毛を羽織る必要のない部位になっているのかもしれません。

「ん？　ああ、口まわりのトラブルとかはないっすよ、ヒトによってはリップクリームとか必要みたいだけど、俺、まだ買ったことすらないもん」口元が荒れたりはしないんですか？というわたしの方からの質問の声をかき消すようなボリュームもあります……「口内炎とかはたまにくらいかな」

口内〝炎〟――この方の口内においてはエネルギーの〝炎〟そのものの表れなのでしょう。

「もみ上げも生えないんですけど！」

と力強く語を継いでいるものの、背中の一点――ちょうど肝臓が収まっているとおぼしい胸椎九・十番の右肋骨付近には、ヒョロヒョロとしたモヤシの根っこじみた毛が十本前後生えています。

「あとは、どこだろ……」

剛毛ということであればまた解釈は逆になってくるかもしれませんが——亢進《こうしん》——、このように毛穴から漏れ出てきているように力なく生えてきている毛質の場合には、低下・減弱・虚弱を奥の臓器の機能に対してまずは疑ってみてよろしいかと。

「他にどこかに毛が生えています？　先生」

このように毛が生えている患者さんの大多数は、肝臓まわりに何かしらの問題を実際に抱えているケースが多く

「実は心療内科の方に通っているのは数年前からで」肝臓はじまりによる問題なのか……

「気持ちのアップダウンが激しくなっていて！」

はたまた他でおこった問題が肝臓にまで波及してきているのかは、慎重に見きわめないといけませんが……

「眠れない夜が多いので、睡眠導入剤や、精神安定剤や、気分安定薬も」

「……ずいぶんおクスリが多いですね」

「まあせっかく出してもらったんだから、もったいないでしょ！」

「……もったいない」

「のんだらちょっとはラクになる気がするし！」

「……水はちゃんと一緒に飲んでいるんですよね？」

「あんまり飲まないよ」この後のご発言については、この方とこの方を診ているお医者さんのみがおっしゃっていたもので、他ではきいたことがありませんので、そのあたりを差し引いて読者のみなさんにもご覧いただければ……「だって、飲んだらもったいないって、そのお医者さんも言っていたから」

「……お医者さんも〝もったいない〟と？」

「そう、薄まっちゃうでしょ⁉　クスリの効能が」

クスリの代償

外科手術という西洋医学における最終手段をもたない診療科――心療内科においては、治療家といっていいお医者さんにかかる負担・責任も相当なものであるはずで――それだけでお医者さんの側の精神がどうにかなってしまってもおかしくないくらいに東洋側から遠く拝察していますが……クスリの身体的代償をかんがみずに処方されているお医者さんも多すぎやしないでしょうか？

「……結局一日何錠のんでいるんですか？」

クスリでどうにかするしかないという患者さんがいくらいたとしても、〝心療内科〟という枠組みだけでとらえて、他の診療科にかかってくるような身体的代償をかんがみずに出すお医者さんが多くないでしょうか？　という問題提起じたいが、たくさんの異論・反論を招くことになるかもしれないパートになりそうですが……

「何錠だろ⁉」という患者さんの口調に伝染されていたとしても、ここは少しきつめに記しておきたい。「十何錠かも‼」

〝もったいない〟というご発言まで耳にしたのは、この一ケースのみではあるのですが、他の同様のお背中の状況——実際に肝機能の値に影響が出ていたり、毛のみならず肝臓の位置が膨れ上がっていたり、皮膚そのものが黒ずんでいて奥の臓器の柔軟性——ひいてはその手前の筋肉が強張っていて色まで落としているようなお背中をもつ患者さんにおいては、一日の服薬量が相当量に達しているケースが多いです。

「荒れた胃腸をおさえるためのクスリも出ているよ！」体の中心付近の胃腸まで荒らしているのは、いったい何なのでしょう？「二種類！」

クスリで荒れた背中を落ち着かせるためにのんだクスリでまた荒れた背中を落ち着かせるためにまたクスリを……というスパイラル的状況に陥ってしまっていて、もうどうしようもなくなり、この最果ての東洋側の医学にまで駆け込んできている患者さんがあとを絶ちません!!

「最近は背中の右側の方まで痛くなってきていて」

「……またですか」

「また？　まただと？」

「……いえ、すみません」

「オレは初診だぞ!!」

というような患者さんのお背中を治療するには、前章の最後でも少し触れた太衝というツボを用いることが多いです。

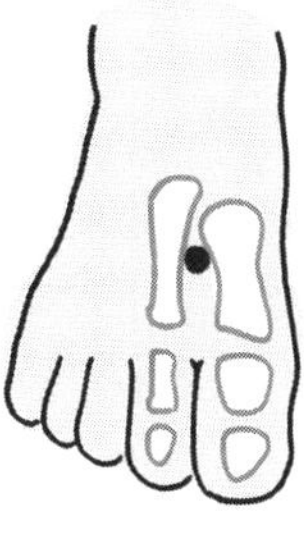
足の親指と
人差し指の
骨が交わる
ところのくぼみ

前章までは章末で治療法やケア方法をご紹介してきたのですが……このお背中をお持ちの場合には堪え性が弱く待ってくれなそうな方が多いので、前倒しで本章ではお伝えしていきます……

「……この足の親指・第一指と第二指のあいだのツボを、ご自宅の方でも押していただければ」

曲泉《きょくせん》というツボも用いることが多いのですが——ハリや灸にかぎらず、該当のみなさんにおいても押していただいて構いませんが、

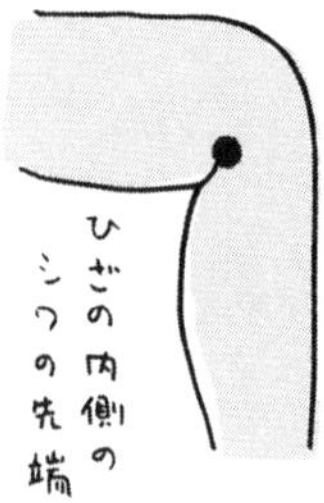

二穴と数えるこのツボ・経〝穴〟には、共通する効能が東洋医学においてはありますので、左右あわせて四穴のツボをいっぺんには押す必要はないです。

「……どちらかのツボを押していただければ」

グリグリくらいの回数と、〝圧す〟ではない程度の〝押す〟くらいにやはりとどめてほしいこの太衝と曲泉は、同じライン・路線上にあります。

「……圧迫しない程度の強さでグリグリと二回ほど」

東洋医学においては〝経絡〟と呼ぶライン・路線上にありますので、どちらか一方のツボを朝・晩というように順番に押していただくのでよろしいかと。

「……朝は足のツボ、夜は膝の内側のツボ、というような具合で」

体内マップとしては肝臓は右側に位置している人体が多いとはいえ、このツボに関しては左右同じ程度で押した方がいいです。

「……左と右は同じくらいの加減で」

ここからの説明は多少入り組んでくるのですが……けっして肝臓という右肋骨下の物体・臓器そのものを直にゆるめたいとか、柔らかくしたいとか、数値を安定させたいとかを狙って押しているわけではなく……

「……全身の血の巡りを良くするためにも」

より範囲の広い東洋医学における〝肝《カン》〟の流れを良くするために押すツボとなります。

肝臓≠肝

ここでは漢字の方を用いた方がわかりやすい〝経穴《ツボ》〟と、その一穴一穴を連〝絡〟する〝経〟路——〝経絡〟は、駅と線路の関係でたとえられることが多く、世界保健機関（ＷＨＯ）

でも認められている三六一という一年の日数にほとんど相当する数の経穴がさしあたって十二本の経絡によって体内に配置されています。

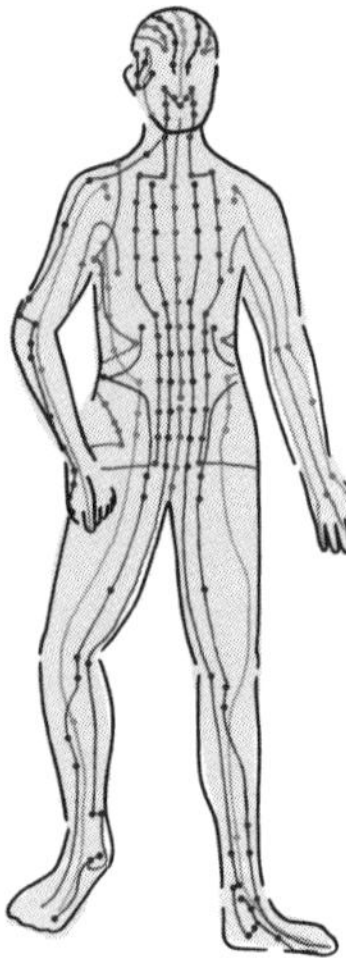

十二本はそれぞれ陰《いん》と陽《よう》に分けられ——日に当たりづらい腹部側・手足の内側が〝陰〟で、日に当たりやすい背中側・手足の外側が〝陽〟で、六臓（陰）と六腑（陽）の名を冠した経絡に分けられます。

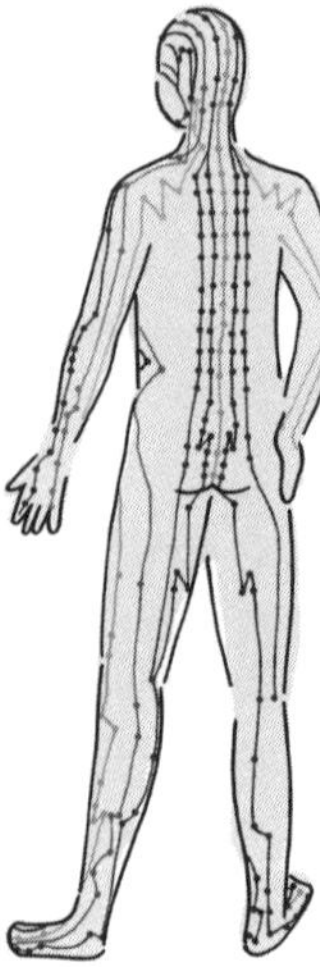

陰→陽→陽→陰→陰→陽→陽→陰→陰→陽→陽→陰……の順番でそれぞれ肺経→大腸経→胃経→脾経→心経→小腸経→膀胱経→腎経→心包経→三焦経→胆経……と続く十二の経絡のラスト・肝経《かんけい》という陰側《いんがわ》の経絡上に、太衝と曲泉のツボ・経穴はあり、

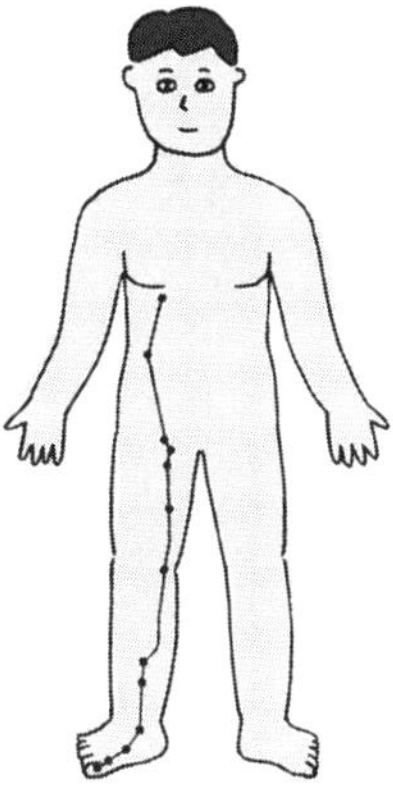

下から上にのぼっていく流れの先・期門《きもん》というツボのあたりには、ちょうど肝臓が潜在していますが、肝＝肝臓ではなく、肝臓における解毒や代謝や貯蔵や胆汁の生成といった数値化されやすい解剖・生理学的機能も含んではいるのですが、より抽象的かつ広範的な機能を肝は有しているのです。

（1）体全体に気・血・津液を順調に巡らせる
（2）血をたくわえる
（3）筋をつかさどる

（4）目の穴に抜けていく

ざっと挙げただけで四つあり、これらの機能が低下・減退していることをわたしはまずは背中の毛を診て当たりを付け、東洋医学的な診察法・紀元前の古典より脈々と受け継がれている〝脈診〟によって確定させました。

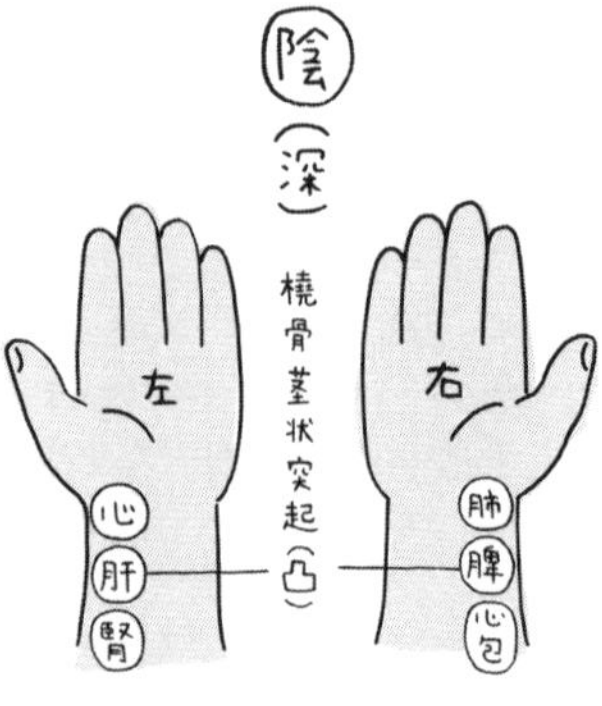

両手首の脈の拍動部分にわたしは食指・中指・薬指を置いて指を沈ませ、いったいどこが強まっているか——あるいは弱まっているかを診て、肝が弱まっている状況を文字通り〝把握〟したのです。

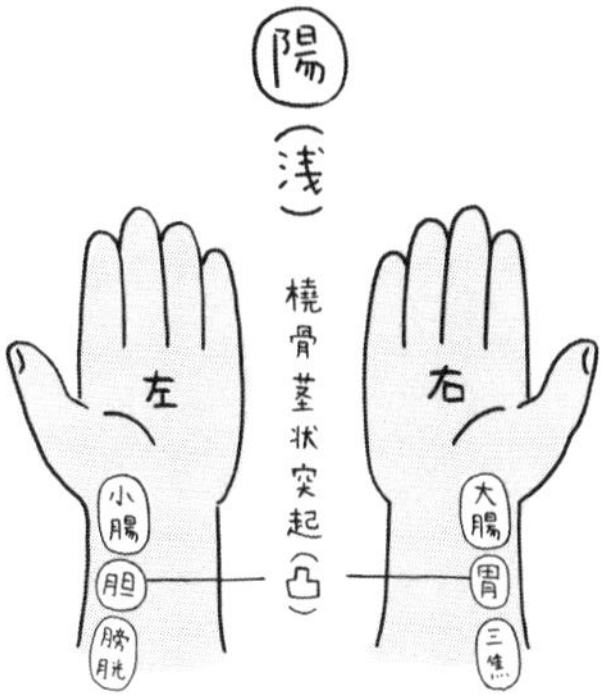

橈骨茎状突起《とうこつけいじょうとっき》という凸にまずは中指をあて、その上下に食指と薬指をそっと当てて、まず診ることができるのは、ここでも陰・陽／裏・表／深・浅の二極のうちの陽の腑の側であり、さきほど経絡の流れのところで説明した通り——肺・大腸／脾・胃／心・小腸／腎・膀胱／心包・三焦……という二項のラスト肝が陰で、胆が陽になり、その浅層の胆の拍動があまりに強く、

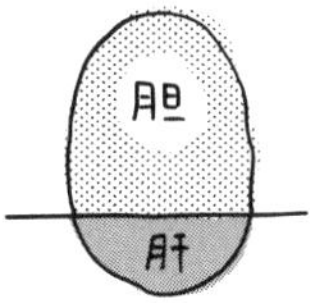

相対的に肝の方の拍動の力が弱まっていたため、ハリ等を用いる治療としては陽・表側の胆の経絡上の効能の強いツボに少し強めにハリを刺し――やはりきこえが悪いかもしれませんが――風穴を空けて、中の熱・エネルギーを抜くような処置も大切になってきますが

「日に当たる陽の経絡の方はあまりいじらない方がいい？」ご自宅のセルフケア・ペアケアとしては胆経側はあまりいじらない方がよろしいかと……より強まってしまい、肝の方が弱まって症状がはげしくなってしまうおそれがございます。「タン？」

「……手首に交互に自分の指をあててみて、ですね」

ご自分でも脈診をためしてみてもいいかもしれませんが

「ドクドクいっているのは分かるけど」かなり難易度が高いと思います……わたしも当初はうまく診ることが出来ず、普段から点字等で手の触覚が鋭敏なのでしょう視覚不自由な鍼灸師の方たち（学会）にお世話になり、ようやく分かるようになってまいりました。「違いは分からない……」

わたしの治療院での統計では、胸椎九〜十二番の右側・右腎の上に毛が生えている方は、ほぼ一〇〇％〝肝〟の脈に異常をきたしていて

「へえ」

②の背中の胃の臓器上の毛においては、〝脾〟の脈に異常があり

「そうなんだ」

背中上部・ほとんど肩の位置に毛が生えている③の場合には、〝肺〟に異常が出ていることが多いです。

「毛の生えているその場所に置いて温めていいんだ」

生え方にもよりますが、既述した通り、ひょろひょろしたモヤシの根っこのような毛が生えている場所には、市販のせんねん灸等で温めてよろしいかと。

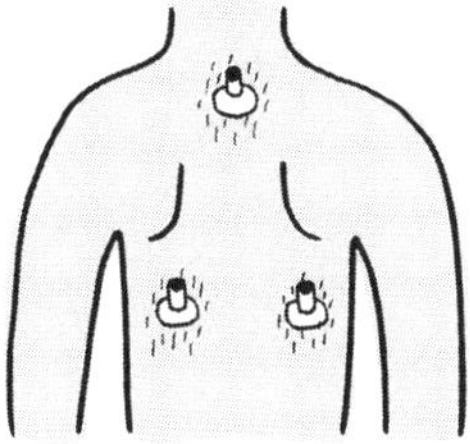

そして全体に生い茂った④についても、実は診立てとしては③と同じになります。

「〝肺〟に異常？」

部分的に肺の上に生えている③よりも、④の方が生えている期間がさらに長いケースが多いでしょうか？

「へえ」

前回生えていなかったはずの所に薄っすら生えてきている毛を発見することがたまにあるのは、すべて①②③の部分的ケースのみで

「おもしろいですね」

④のお背中においては、そういった変調を目のあたりにしたことはこれまでないです。

「ヒトの体って」

ずっと生えっぱなしです。

「でも、本当にいるんですか？」

先天的であったり、遺伝的であったりというようにも言い換えられそうな〝毛〟で

「そういうヒト」

この東洋医学の世界においても、先天的・遺伝的に決められている〝毛〟ではあるのです。

「……もちろん」

西暦がもち込まれるずっとずっと前から、毛―肺と決めつけられているのです。

「……このあとの患者さんです」

いったい誰がこんなことを最初に決めつけたんでしょうか？

毛—白—咳—辛—哭—皮—肺

本書はハリ・お灸のみならず東洋医学全般に普段からあまりなじみのない人を読者として想定しているのですが――なるべく分かりやすく書いているつもりではあるのですが、なじみがないのだからそもそもこの本じたいも手にとらないように端から感じてもいて

「今度また出すんでしょ、先生」実際はこのような同業の方ばかりがチェックを入れるように読んでくれているだけかもしれません……「前回の本では治療法についていくつか言いたい所もあったけど」

ツッコミとも言えるかもしれませんね……

「自分の流派からすると」

この④の背中の当事者は、隣市で同じく鍼灸院を営んでいるAさんで

「今度はいったいどういう本になるの?」

BさんやCさんやDさんやEさんといった同業の方も、患者さんとしてご来院いただくことがあります。

「へえ、〝背中〟……背中についての本……なるほど」みなさん、自分のハリとお灸で自己治療にも日頃つとめているようですが、やはり自身の背中まで治療することは出来ず……

「やっぱり直接ハリを背中に打ってもらいたくなっちゃって」

自身の背中をまだ一度たりとも目の当たりにしたことがない方も中にはいらっしゃいます。

「えッ、自分の背中ってそんな感じなの？」

この④のＡさんもその中の一人でいらっしゃいます。

「えッ、そんなに毛むくじゃらじゃなの？」

ここまでわたしが用いてきた〝毛むくじゃら〟という語で、心証を害した読者の方もいらっしゃるかもしれませんが、ご本人の用語をそのまま転用したまでですので、どうかあしからず……

「まあ、腕とかスネとかヒゲとかも濃い方だからね」という呑みこみの良さには、同業者という理由もございます。「もともとぜん息持ちでもあるし」

幼少期からの持病――小児ぜん息がハリ灸によって緩和したご体験から、鍼灸師をめざすことになったお話は、すでに以前の治療の際に伺っていました。

「辛い物も好きだしね」

「……ええ」

と、わたしもつい相づちを打ってしまいます……同業者同士の狭い楽屋落ちのような会話になってしまい恐縮です。

「色白だし」

「……ですよね」

「肌もかぶれやすくて弱いしね」

「……本当にその通りになっていますよね」

「ほんと、誰が最初に決めつけたんだろ？　その通りになっているんだけど、国家試験で一番きついんだから、あのシキタイヒョーが」

五行	木	火	土	金	水
五臓	肝	心	脾	肺	腎
五腑	胆	小腸	胃	大腸	膀胱
五季	春	夏	長夏	秋	冬
五気	風	暑	湿	燥	寒
五方	東	南	中央	西	北
五色	青	赤	黄	白	黒
五主	筋	血脈	皮肉	皮毛	骨
五官	目	舌	口	鼻	耳
五華	爪	面色	唇	毛	髪
五液	涙	汗	涎	涕	唾
五精	魂	神	意	魄	志
五志	怒	喜	思	憂	恐
五声	呼	笑	歌	哭	呻
五味	酸	苦	甘	辛	鹹
五労	行	視	坐	臥	立
五病	語	噫	呑	咳	欠

これも肺の異変の一つに当たるのですが、ヒョーと〝哭〟くように発していたシキタイヒョーは〝**色体表**〟という前頁の表のことで、鍼灸師のみなさんであればおそらくご同意いただけると思いますが、臨床に出てみるとかなり使える表ではあるのですが……

「……ほんとに〝ヒョー〟って感じでしたよね」臨床に出る許可・免許をえるまではあまり良い思い出がありません。「……自分はいったい何を暗記させられているんだろう？　と……」

表をまるごと暗記せねばならず――既述したツボの三六一穴や十二経絡の暗記はもちろん、古典と呼ばれる中国出自の文献にはたしかにそのような記述が残っているのですが……

「よく理由がわからんものもあったしね」

なぜ〝肺〟は〝白〟で、〝辛〟で、〝憂〟で、〝臥〟なのか？

「そもそも何で〝哭〟が〝肺〟なんだろう」

〝毛〟でもあるのか？　その因果関係については記述されていないものも多く、ただそのまま経験則を呪文のように記されているとしか感じられないものもありました。

「〝哭〟じゃないこともあるよね、〝肺〟が」

時々ハズレているものもあるのですが……

「……まあ、でも大体そういう傾向にあると思いますけど」そのハズレも一つの診察材料のように大切に予診票の裏側にでも書きとめておきながら……「……ハズレている人の体の方が症状がすでに重くなっているケースも多いですね」

やはり合致しているものを並べていきながら、ツボの方も選択していきます。

「たしかにそうかもしれんな」

肺まわりの症状にはやはり肺経の**太淵**《たいえん》のツボなどがテキメンで、

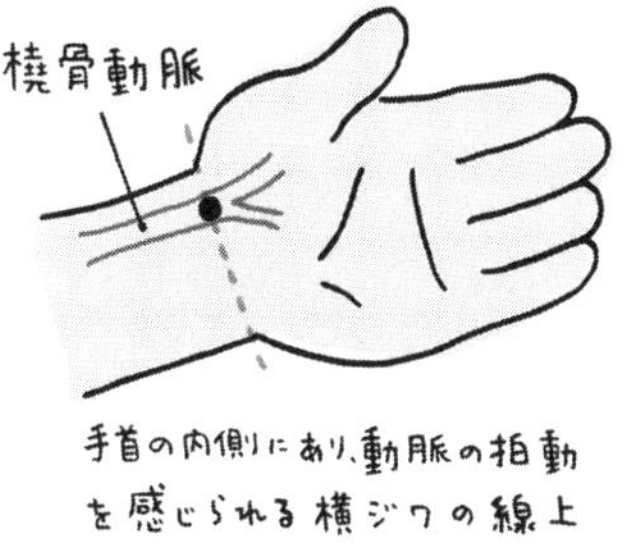
橈骨動脈
手首の内側にあり、動脈の拍動を感じられる横ジワの線上

母と子の関係にある腎経の中にあって肺の要素をもち合わせている——というご説明はいきなりだと思いますので、後のどこかで少し紙幅を割くようにいたしますが、**復溜**《ふくりゅう》という足の内くるぶしの上にあるツボもあわせて用いることが多いです。

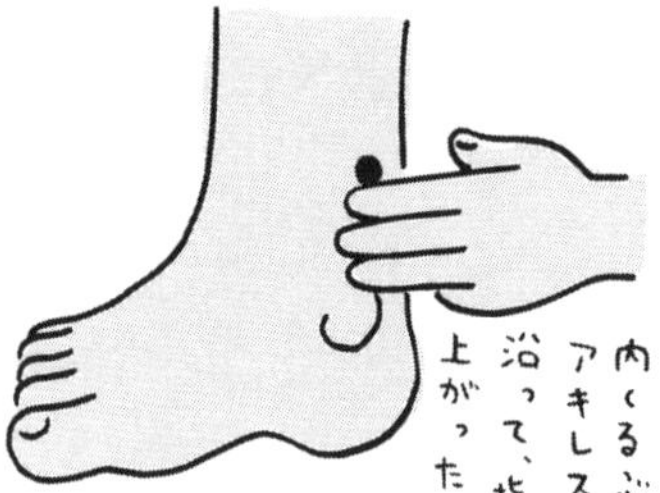
内くるぶしから
アキレス腱のきわ
沿って、指3本分(2
上がったところ

ただし非常にデリケートなツボではあるので――ハリがそのまま横に寝てしまうくらいの深度しか刺さないツボではあるので、ぜん息の発作等以外にはケアとしてあまりすすめておりません。

肺―大腸―白―咳―辛―哭―鼻―憂―臥―皮―毛

毛が生えているすべての場所に灸を置くわけにもいきませんので――〝灸あたり〟というだるさを引き起こす場合もございますので、④のようなお背中の時こそ、この色体表をご自宅のケアに活用いただければ。

「疲れた時には辛いものが効くんだけど」該当するものを過不足なく摂るようにしていただければ。「ついつい掛け過ぎちゃうんだよね、七味とかチリソースとかタバスコとか」

「……ほどほどの量にするのが一番のセルフケアではないかと」

「デスソースとか」

「……ほんとにいずれ〝デス〟しちゃいますよ」

「いや、ほんとにそう。鼻水も止まらなくなって」〝涕〟というのは鼻水のことです。「全身の毛穴が開いたままなかなか閉じてくれなくて、店の外とかに出た後になって、寒気が一気に体内に……」

〝皮〟と〝寒〟でしょう。

「〝咳〟も止まらなくなって……わかってはいるんだけどね」

医師の不養生ならぬ鍼灸師の不養生にならぬよう、このかた一個人については色体表を免許取得後の今こそあらためて暗記いただければと思いますし……

「あれ？　でも、肺って、〝甘〟じゃなかった？　〝辛〟じゃなくて……」

「……なに忘れているんですか？　甘は脾です」

消化機能全般をさす脾の陰と、食欲等の陽的機能をもっている胃の表裏のバランス関係を大切にしていただきたい②のお背中については、せんねん灸以外のケア方法をまだお伝えし

ておりませんでしたが、

脾—胃—中央—唇—肉—湿—坐—黄—思—甘—歌

同じように色体表を用いた養生をして頂ければと思いますし、左側の背中に毛は生えていたものの、やはり臓器としても機能としても腹部の中央に寄ってくる脾・胃ですので、お通じの調子等も逐一確認していただきながら、以下の陰と陽のツボを適宜押していただければ。

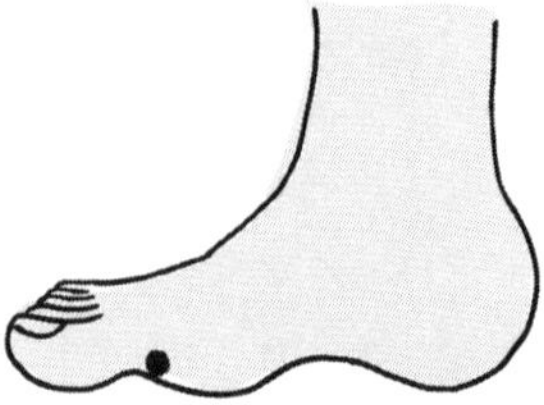

足の内側にあり、親指のつけ根にある骨の出っ張りのすぐ後ろの凹み

消化が追いついていないような虚弱側に体が傾いている時には、この陰側の脾経の**太白**《たいはく》というツボをそっと押していただくか、せんねん灸等で温めていただき、

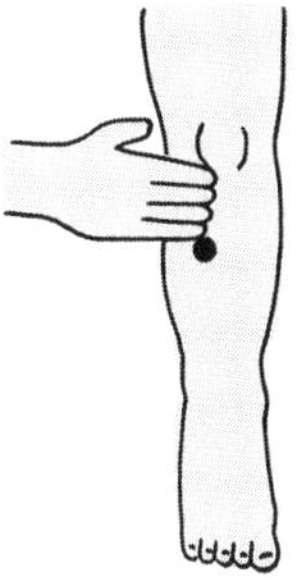
ひざのお皿の下、外側の
凹みに人差し指をおき、
指4本分(3寸)下の所

食欲も十分にあって体に熱が充満している実感があって、お通じの方は便秘ぎみ——というような陽側に傾いている症状のおりには、この足三里《あしさんり》というツボを押していただければ。かの松尾芭蕉も『おくのほそ道』の道中で毎日灸を据えていたツボで（〝ももひきの破れをつづり、笠の緒付けかえて、三里に灸すゆるより、松島の月まず心にかかりて〟）、現在の距離に置き換える十二キロ・三里ほど歩けるようになることが名前の由来とされる有名なツボではありますが、有名すぎて効果も頭痛や鼻の症状・メンタル症状まで広いがゆえにインパクトの強いツボですので、火照る感じが出ましたら、太白の方に戻していただいたり、〝甘〟

いものでもとっていただいて、体をゆるめていただければ。

「甘いもの？」

漢方薬においても〝甘〟はゆるめる作用があるとされています。例として甘草《かんぞう》等でしょうか。

「昨晩風呂上がりにとりすぎちゃって」あくまでほどほどですよ……「アイス食べすぎちゃって、なんだか今日は体の中がじめじめ〝湿〟っている感じで……外はこんなに晴れわたっているのに」

ご自分やご家族に該当する五臓だけで結構ですので、ぜひこの色体表はみなさんの方でも暗記していただいてもいいんじゃないかと。

「まったく……また暗記するかな」

年に一度の国家試験を受けるつもりはなくても、本書の次章ではかならずまた出てきます！

◉4◉

いつのまにこんなに黒く

〈3〉と〈4〉の順番

〝なるべく緊急性の高い背中からご紹介していこうと思っています……〟（三四頁）という本書のスタンスからかんがみて、この〈3〉と〈4〉の章の順番については迷いがあったのですが——今も迷っているから、このような書き出しになってしまっているのですが、とりあえず手の方は止めずに動かし続けていないといけません。

「最近ハラが減らねえんだよなあ」

そもそも前章と似ている状景の背中がいくつか登場しますので、順番も前章にならって右背中から……

「ほんとに」イライラした口調ですが、ウツほどエネルギーがみなぎっているようにはきこえてきません。「減らねえんだよな……ゴッ」

すぐに痰が絡むようで、一語一音にのびがありません。

「ゴッホッゴッホッ」

停滞や渋滞を何とかしようとするような咳払い・咳込みも多いです。

「グォッフォッ……先生、悪《わり》いけど、ティッシュ一枚」

ちなみにウツは正しくは〝鬱〟という画数の多いどこかおどろおどろしい字体で、中にこもっているエネルギーがうまく外に出られずにフタをされている状況を表しているとされていますし

「もう一枚貸してくんない？」

実際にそのような出所のないエネルギーが自身の体内に内攻してくるのが一つの症状でもありますが

「返さねえけど」この方のお体からはそういったエネルギーは感じません……「はあ……オレは何つまらねえこと言ってんだ、まったく」

色体表においては、肝―目―涙―筋―爪―魂―怒……すべての項において亢進より減退側に傾いている印象を受けています。

「はあ」

充血側ではなく、（たとえは悪いですが）死んだ魚のような〝目〟で……

「しんど」

〝涙〟も出そうにないくらい乾ききっていて……

「なんか生きるのがしんどいわ」

〝筋〟は硬く、本当に血が通っているのか疑いたくなるほどで……

「こうベッドに横になっているだけで腰がしんどいわ」

手足の〝爪〟の色もくすんでいて、今にもひび割れそうなタテ線が入っていて……

「痛いっつーより……重いっつーか」

〝魂〟そのものを感じることのできないうつろな口調が続いていて……

「ふう」

この人はこれまでの人生で〝怒〟ったことがあるんだろうか？

「先生、長くない？ 早く治療に入ってちょーだいよ」

いや、怒ったことはあるのでしょう……口調に左右されずに、話の中身に集中してみると
「腰が楽になったとか言う嫁に、無理やり行かされているんだから……まったくあの嫁は
……俺をなんだと思っているんだ」グチや悪口といった話のようです……もとは〝怒〟りっぽい亢進側のお体で、そういったストレス等のはけ口として、これも肝と関係の濃い〝血〟を消耗する過度な行動・アクション、お酒等に浸りきって、減弱側に傾いていっているのでしょう。「酒も最近はあんまし飲ましてくんねえし」

この患者さんのお背中には〝毛〟は生えていませんので、体質的にはもとは肝（臓）の丈夫な方だったのかもしれません。

「嫁だけじゃなくて息子まで……ゴッ」

丈夫であることにみずからの体が寄りかかり続けて、解毒機能を有する肝臓が弱っていったのでしょう……

「先生、また悪《わり》いけど、三枚目のティッシュ」

表面の皮膚の色には、奥のもろもろの状況がもちろん反映されております。

「返さねえけどな……グォッフォッグォッフォッ」

色のみならず、皮膚そのもののもこの一部分だけ硬く強張ってしまっております。

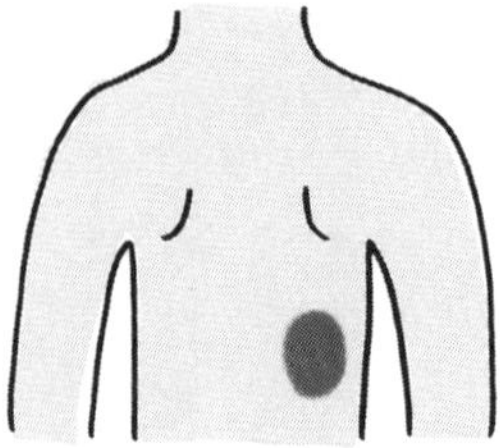

病〝変〟

すべてがこの限りとは言いきれないのですが、ざっくりとした大きな傾向として、毛の有無の方はより体質的・先天的な異常と言え――中でも〝毛むくじゃら〟が一番だと既述しましたが、皮膚の変色についてはより後天的・病変的とも言えます。

「ふう」

わたしが第3章と第4章の順番について迷っているのはここで、この患者さんのように色が一部分だけ落ちて黒ずんでしまっている方が、一種の病変として重いとも言えますし、病〝変〟であるがゆえに治療でよりどうにかなりそうな背中とも言えるのです。

「はあ」

色が明るく本来の肌に戻っていくことを望んで、この背中の方を後ろの章に回して、いま治療にはげんでいるわけです。

「すこし呼吸がしやすくなってきたかな」

もちろんここでも太衝や曲泉といった肝経のツボを用いつつも「ティッシュはもういいや」これは当院に限ったやり方かもしれませんが、ここまでのお背中については、患部にも深めのハリを刺し入れることが多い。「いてっ」

という痛みを覚えたのは、おそらく手前の筋層の中を走っている神経であり、肝臓そのものは無痛の臓器です。

「ふう」

痛みを感じることのできない臓器であるからこそ、慎重にハリを刺し進めていきます……臓器を傷つけていいことなどないのです。

「そうそう、腰が重い感じがするのは、そのあたりもそう」

ハリをする以前からすでにかなり傷んでいるケースもあり――臨床例としてはまだ少ないですが、いわゆる肝炎や肝ガン等でひどく黒ずんでいるケースも目のあたりにしたことがあります。

「そのあたりって、そもそも腰なんかかな？」

文字通り〝肝〟臓が〝硬〟く〝変〟化している肝硬変の患者さんのお背中も、程度がひどく、やはり臓器を包みこむ筋肉そのものもその一ヶ所だけ柔軟性が失われた石のようでしたので

「もしかして背中？」

あくまで血の塊とも言える筋肉の層から刺激して、少しでも肝臓そのものをゆるめて、本来の機能をちょっとでも回復させたい……

「まあどっちでもいいや、ちょっとでも軽くなれば」

少なくともこれ以上の悪化は食い止めたい思いをもって、このように手を動かし続けているわけです。

「気にならなくなれば……」

ハリを持つ手と、ペンを持つ手の方ももちろんこのように動かしながら、この患者さんのみならず、読者のみなさんの方にも注意喚起させていただきたいです。

「……早めに病院で一度診てもらった方がいいかもしれません」

もしこのようなお背中を見つけたら、早めに病院で診てもらった方がいいです。

「……食欲がない・やる気が出ない・だるい等の自覚症状もすでにあるわけですので」
三、四頁ほど先になるでしょうセルフケア・ペアケアの紹介を待たずに、このまま病院・クリニックの方に移動いただいてもいいくらいですが――できれば本書をご持参の上、待合室で読み続けていただければ幸いに存じますが
「……最悪の事態は避けた方がいいので」もちろん強制ではありません。「……安心を手に入れるためにも一度」
洋の東西をとわずに、患者さんの体のために使える医療は使った方がいいというスタンスに当院は立っているまでのことですので
「病院？　え？」
鍼灸学校入学以前の教員時代から思っていたという糖尿病の合併症により六十代前半で結

局亡くなってしまった祖父の〝背中〟もそのように語っていると、わたしは受けとめているだけのことですので、最終的なご判断はもちろん患者さんご自身がくだすべきです。

「もうここには来るなってこと？」

いえいえ、ちがいます、治療院の方にはもう来なくていいという意味ではないです。

「……そういう意味ではなく」

もちろん本書をここで読み止めていいというわけでもないです。

「……つまり」

理由をすこしご説明してから、セルフケア・ペアケアに入っていきますね。

きちんとクスリが効いてくれますように

一言でいえば、クスリの動きを良くするということですね。黒さの濃淡や、自覚症状の軽重や、西洋医学的な諸々の検査にもよってくるかとは思いますが、クスリが何かしら処方される可能性は高いのではないでしょうか。前章の〈クスリの代償〉のパートの中でも触れましたし、わざわざ既述の文章を引き合いに出さなくたって、わかりきったことではあるかと。

「めちゃくちゃクスリを出されたわ」

それでものまないといけない体調にあるのは確かですので、いかに少ない量できちんと効いてもらえるか……

「のまない方がいいんでしょう？」

というのはごもっともではありますが、すでにのみ始めているクスリに関しましては、いきなり止めない方がいいです。

「……のまない方がいいとまでは思わないです」

禁断症状ふくめ、その反動が強く出ることがままございますので、少しずつ量や種類をへらしていければいいと思います。

「……たしかにのまないに越したことはないと思いますが」

体全体の調子・エネルギー——東洋医学で言うところの〝**気・血・水**〟が落ちていると、どうしても一錠ではなかなか効いてくれず

「……クスリの量が多くなるのは、さすがに……」量がだんだんと増えていき……「……まだあまり良くなっていないと訴えれば、クスリの量はさらに増えていき……体・内臓等への負担が強く」

「……なるべく少ない量で」さらにさらに増やしてくださるお医者さんも少なくなく……

「……きちんと効いてもらえれば」

穴のようにまでさらに黒く落ち沈んでいくお背中の右側もございます……

「効いてんのか？　効いてないのか？　もうようわからんわ……ダル」

ここまで来てしまうと、倦怠感等の全身症状もいよいよ強まってきますので「……まずは全体の体力の底上げを」肝経のみならず、腎経のツボも多用して、全身の体力を底上げしていく治療につとめていきます。「……気・血・水のバランスもとっていきますね」

〝きちんとクスリが効いてくれますように〟という願掛けの時間があるくらい、ゆっくりと**太渓**《たいけい》のツボにハリを刺していきます。

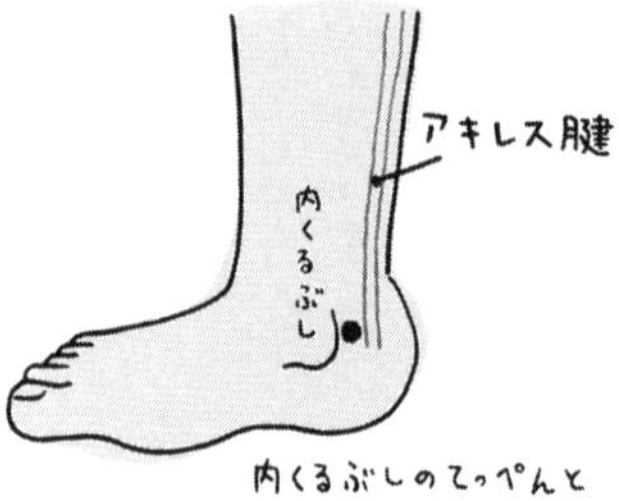
アキレス腱の間に
ある凹み

〝刺す〟というより〝あてる〟に近いくらい――このツボについては、そっと補うように行ないます……みなさんのセルフケア・ペアケアにもいいと思います。

「べつにほとんど痛くもないけど」

この太渓のツボの奥には後脛骨動脈《こうけいこつどうみゃく》という血管が走行していて、足の裏にまで血液が流れていくポイントになります。

「なんでそんな所にハリを刺すの？」

もちろん心臓ほどの箇所ではないので、トックントックン……くらいかもしれない拍動をきちんと感じられるまで金属をあてるなり、手で触るなりした後には、同じ腎経の**陰谷**《いんこく》のツボや、

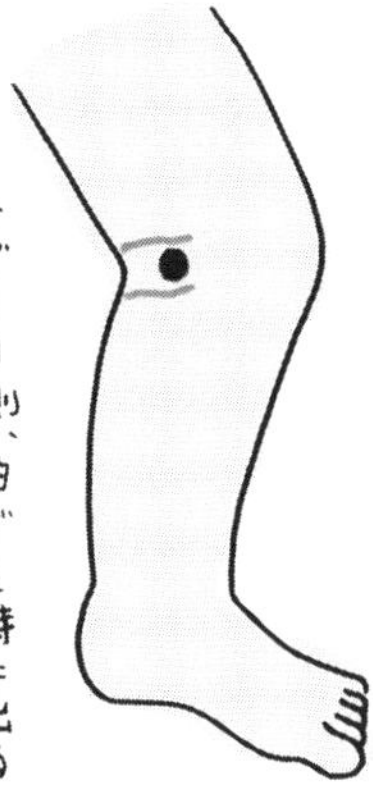
ひざの内側、曲げた時に出る
2本のスジの間。
〝陰〟の部分の〝谷〟になっている所

おなかの中で元気のもと・腎を補うことのできる**関元**《かんげん》というツボにも、同様に手や金属やモグサ等を置いていただければ。

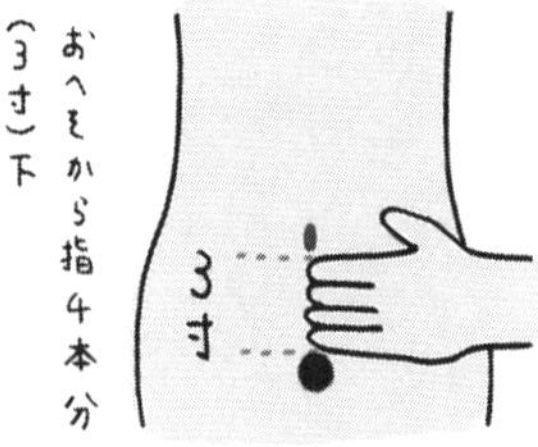

関元はちょうど体のエネルギーが集まる下腹部・丹田にあるということもありますが、肝(臓)の症状なのに、何故ここまで腎経を多用するのか?

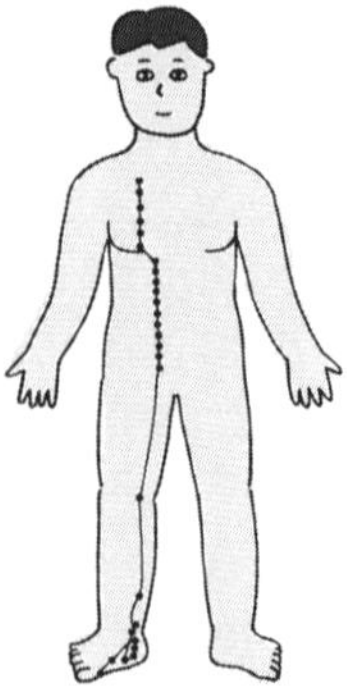

東洋医学における腎も腎臓の機能にとどまらず、ヒトの成長・発育・生殖までカバーしている事情もありますが、肝と腎はとりわけ五臓の中で仲が良い。

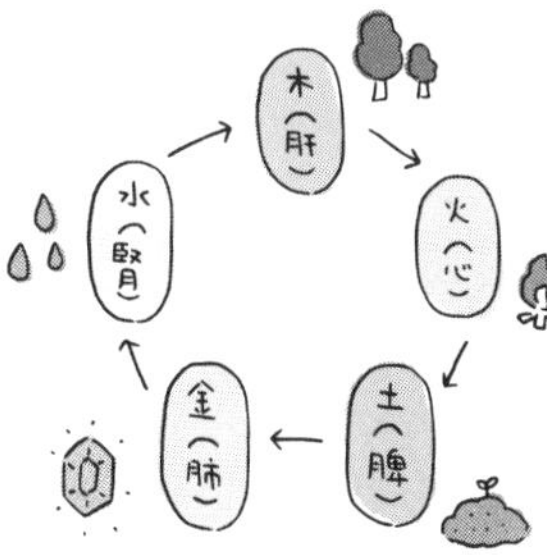

仲が良いどころか、〝母〟と〝子〟の関係とされていて、肝・心・脾・肺・腎というのは、そのまま臓の役割を自然界の性質にあてはめて木・火・土・金・水となり、木が火を生み出し（焚き火）、火が土を生み出し（灰など）、土が金を生み出し（鉱物）、金が水を生み出し（水脈）……という自然界の成り立ち・〝**相生関係**〟のはてに、水が木を生み出す。養う。

「そんな風にうまくいっているもんですかね～」という患者さんと同じように、わたしの方もかつては疑ってかかっていたのですが……「なんか温まってきたかも～」

実際にこの何千年も前から受け継がれてきている相生関係をもとに治療をすると、効果が

上がるようになり、

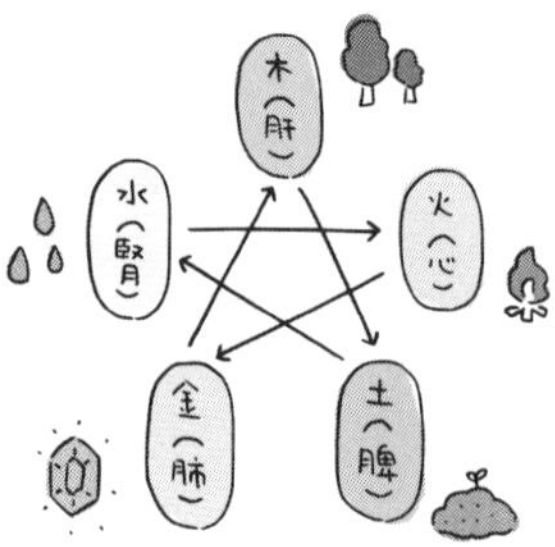

逆におたがいが制し合う関係——木が土を防ぎ（土砂崩れ）、土が水を防ぎ（洪水）、水が火を消し、火が金を溶かし、金（オノやノコギリ）が木を伐採する〝**相克関係**〟を治療上の禁忌とすると、施術後の過度なだるさや悪化等を催すような誤った治療の方も一気にへりましたので

「温泉に入った後のようなほど良いだるさだったんで、全然オッケーです」

みなさんの方でも、原則は肝の症状の時に、脾や肺経の克し合う経絡のツボ（ここまで紹介してきたツボでいうと、太白や太淵や復溜）は使わない方がいいと思います。

ただし、黒ずみが目立つお背中については、その位置がたとえ心・脾・肺の高さにあったとしても、腎のツボ――ご紹介した太渓や陰谷を用いていいと思います。

腎＝黒

腎―耳―骨―唾―髪―鹹―黒

色体表の腎の項をここで確認しておくと、耳や骨や髪といった老化現象そのものに関わってくる器官との関わりが強い臓で、色としては黒。

「たしかに最近あたし顔のクスミが気になっていて」

西洋医学的には、腎臓の機能低下により老廃物がうまくろ過・排泄されずに黒ずんだ皮膚・顔色に陥りやすいことが説明できるのでしょうし

「顔だけじゃなくて、足とか手とかも黒い感じがするのよね……いっつも日傘をさしているのに」

この東洋医学においても、生まれつきのアザや蒙古斑のようなものでない限りは、冷えや疲れや座りっぱなしや過度な性行為といった〝腎〟の使い過ぎによって引き起こされる現象

としてとらえられやすいです。

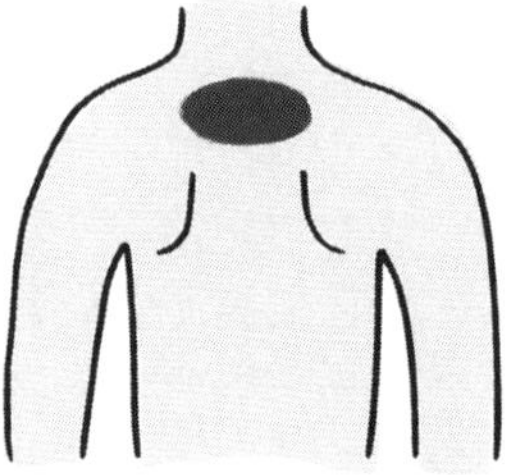

すぐに風邪をひいてしまうというこの患者さんのお背中においては、ちょうど肺が収まっている高さから項《うなじ》、後頭部にかけて黒ずんでいて、つぶさに見てみますと、毛穴そのものも開いたまま黒ずんでいる箇所も散見され、外から寒気等が入りこみやすい体質になってしまっているのでしょうが

「……マフラーや襟のある服をお召しになっていただいて」という養生指導はもちろんですが、肺経のツボと共に腎経のツボもうまく使って温めていただければ。「……今はぜんぜん脈を打っていませんが、この内くるぶしとアキレス腱の間に太渓というツボがありますので、

お灸で温めたり、こういうくるぶしを露わにする靴下ではなく、きちんと隠れるような……ファッショナブルではなくなってしまうかもしれませんが」

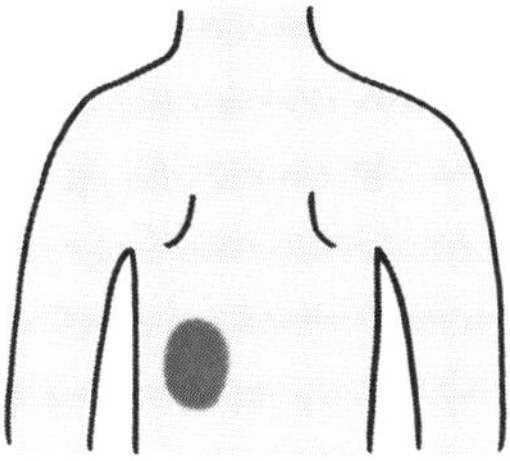

　というすぐに胃腸をこわしやすく、おなかがすぐに冷えて下痢を起こしやすいというお背中においても、陰の脾経と時には陽の胃経を用いつつ（一二二・一二三頁）、ベースとして腎経の流れをあまり冷やさないようにお過ごしいただければ。

「なんだかよくなってきたかも～最近はお通じの方も調子がよくて～一日一回はかならずあるし～前は詰まっている感じがあったから～おなかもあんまり空かなくて～事務作業のようにとりあえず～口の中にただ物を放り込むような感じだったんだけれど～最近は食事の時間

がほんとに楽しみ〜嬉しい〜今日はこのあと何食べようかな〜久しぶりに〜トンカツとか〜カツ丼とか〜」

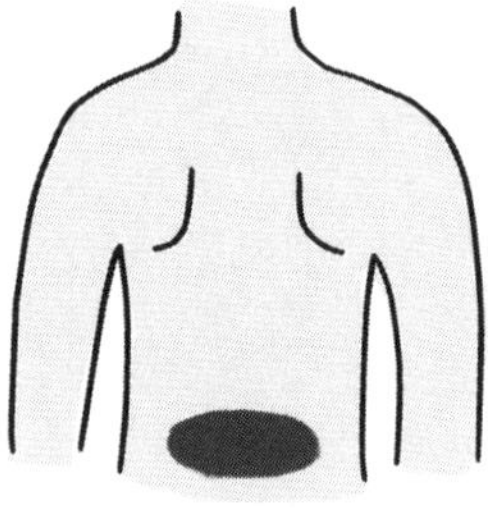

そして腎の位置そのものが黒ずんでしまっている二重のお背中を持つ患者さんが、本章の最後の登場となります……

腰痛、トイレが近い、下腹部痛、生理不順、不妊……

「ギックリ腰っていうのには、一度もなったことがないんですけれど、腰がずっとジンジン鈍く気になる感じで、痛いっていう鋭いのともまた違うんですけれど、腰やおなかまわりは冷えやすくもあって、冬はもちろん、春や夏や秋などでもトイレが異常に近くて、夜中に何度もトイレで起きちゃったり、生理の期間ともかぶったら、もう最悪で」口調の方もどんどん重く、深刻になっていっているようにきこえます。「もともと生理痛もひどくて、生理不順もあって、私の場合は周期が遅れることが昔から多くて、あとは、まあ、なんだろ……」

と言いながら中空を見つめ始めていますが、この患者さんにとっての核心がそこにはきっとあるのでしょう……

「ああ、そうそう、言うの忘れてた、忘れてた」と全く忘れていないようなはっきりとした物腰で、中空の一点に目を凝らしています……「なかなかこどもが出来なくて」

「……なるほど」

「〝なるほど〟って……」

先生わかるんですか？　という後続の言葉が来る前に、わたしは心の中ですでに答えています。

「……では、治療の方を始めていきますね」

〝背中は語っている〟

「……痛かったら、おっしゃってくださいね」と声をかけつつも、そんなに強くて激しい治療を施すわけではありません。「……骨盤まわりにもハリを刺していきますよ」

それでも骨盤の奥にある臓器にもいくばくかの刺激を与えるような治療――適宜お灸等も交えつつ、進めていくような治療をおこなっていきます。

「奥の方まですこし響いてくる気がします」

同じく男性の側の不妊症にありがちなＥＤ等の性機能障害にたいしては、より骨盤の下の仙骨の孔から長いハリを入れることもありますが

「……あまりきつかったら」造精機能そのものが障害されていることが疑われる場合には、きちんと病院・クリニック等での治療も受けられた方がいいと思います。「……遠慮なくおっしゃってください」

処方されたホルモン剤等のクスリの動きも良くするためのハリ灸という意味では、西と東の統合医療の一種ともいえ、本章前半でご紹介した肝機能系統の症状に対するアプローチと同様ではあります。

「こっちのツボもけっこう響きます」

背中を巡行する経絡・膀胱経の中でとくに腎との関係の強いツボ・**腎兪**《じんゆ》にも、ハリでいくばくかの刺激を加え、

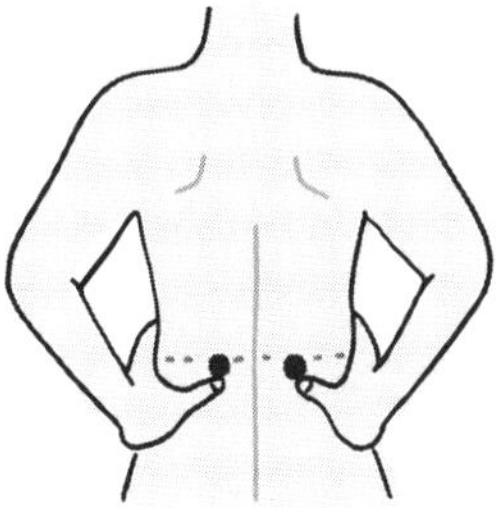

おへその裏側にあり、ウエストの一番くびれたラインの背骨から指2本分外側。両手を腰に当てた時に親指があたる所。

同じ膀胱経上において腎と母・子の相生関係にある肝と肺のそれぞれ**肝兪**《かんゆ》・**肺兪**《はいゆ》にも、刺激を軽く与え、表側のおなかの関元や、さらにその下の**中極**《ちゅうきょく》といったツボの血行も良くするように治療を施し、セルフケアの指導もさせていただきます。

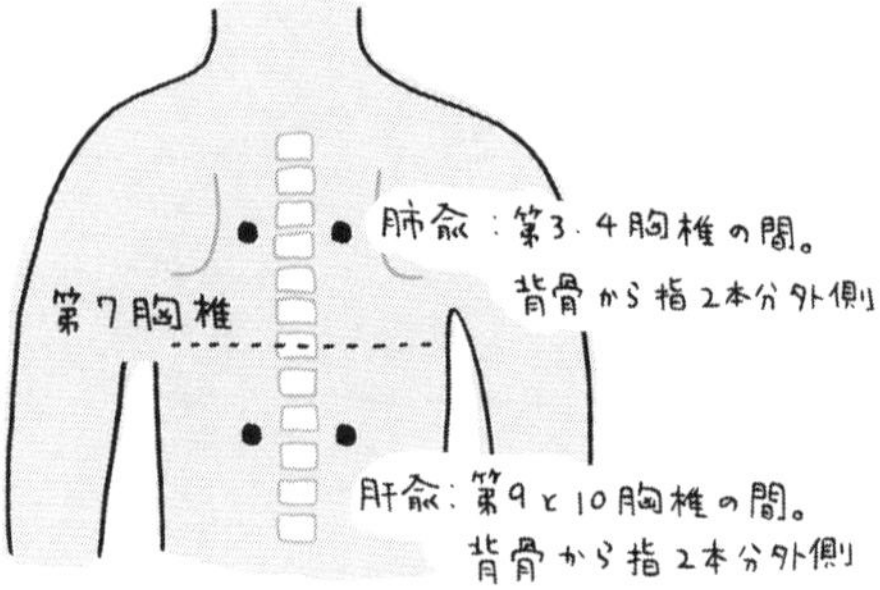
肺兪：第3、4胸椎の間。
背骨から指2本分外側
第7胸椎
肝兪：第9と10胸椎の間。
背骨から指2本分外側

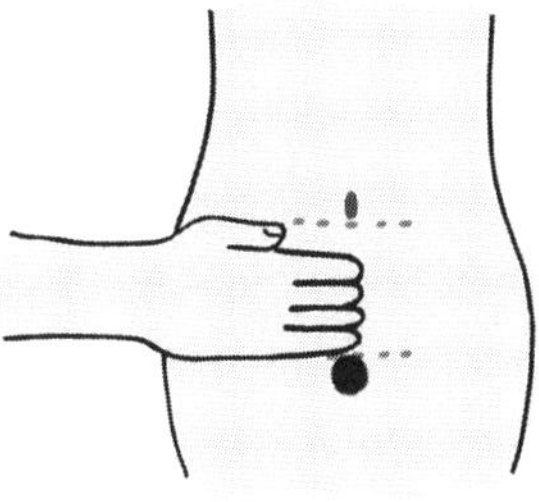
おへそから指5本分(4寸)下
関元のさらに下1寸

「……他には足の内くるぶしの尖端からご自分の指三本分上がったちょっとした凹みにある**三陰交**《さんいんこう》というツボも、婦人科まわりの症状には効能があります。文字通り三つの陰側の経絡が交差する場所で、冷えには打ってつけです。男性においてもホルモンバランス等を整えるのにいいと思いますので、ご主人にもぜひ」

「先生に教えていただいたセルフケアや、ハリ灸の治療のおかげもあったと私自身は思っているんですけれど」ちがう行ないが奏功したと考えている人もそばにいるような口ぶりですが、わたし個人としてはどうでもいいです。結果が患者さんにとって良いものだったのなら……「体調が大分安定してきていたのに、生理が全然来なくて、おかしいなと思って、ためしに検査してみたら――検査することじたいウンザリしていたんですけれど、余っていたヤツで自分で検査してみたら、陽性で……その足でクリニックにいって、三週目に入っていることが分かって」

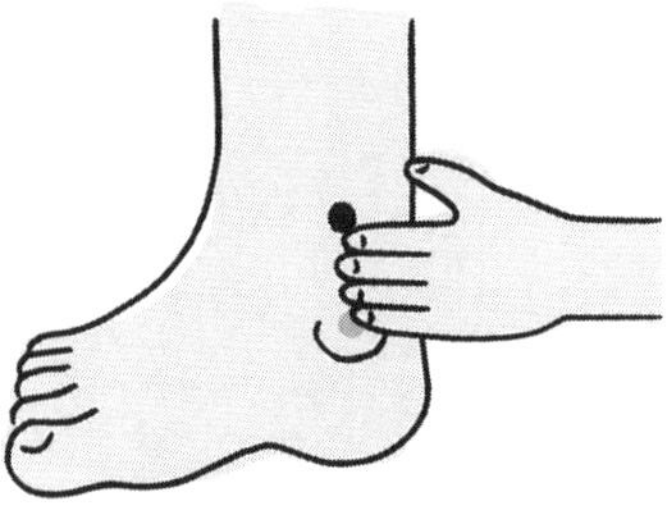
内くるぶしの一番高い所
に小指を置き、人差し指
が当たっている所。
スネの内側の骨のきわ

「……良かったですね」

「ありがとうございます」

「……いえいえ」

「実は先生に言っていなかったんですけど、ずいぶん前に二回流産してしまっているので……」こういった情報は医療従事者として多少強引にでも最初に問診等で引っ張り出しておかないといけない情報なのかもしれませんが……」「一回目は不全流産で、二回目は稽留流産で……」

予診票にも書きたくなかった患者さんの心情も重んじたいですし
「すいません、言いも書きもしなくて……」

無理やり口から話してもらうことで体調・気分が悪化したら元も子もないですし……

「……いえいえ」

〝医療従事者〟という肩書きを外したわたし一個人としても、あまり耳にしたくない言葉です。

「……べつにしゃべりたくないなら、しゃべらなくて大丈夫ですよ」わたし自身の体調も悪くなってしまいます……「……もう大体伝わっていますので」

「大体伝わっている？」

「……そういった口からの言葉・情報よりも……」

もしかしたら、わたし自身が一番患者さんのお背中に救われているのかもしれません……

「先生って、やっぱすごいんですね、超能力とか透視とか……」

背中のことばを読むというのは、わたしに残されたたった一つの方法になっているのかもしれませんね……

「……いえいえ、すぐそこに書いてありますので」

こどもの背中

数ヶ月後にぶじに生まれてくることを願うお子さんの背中についても、この章末でついでに軽く触れておきたいのですが——本当にこの章末でついでに軽く触れるくらいのタッチ・強度で、院内でも治療をしますし

「……痛くないからね」

ご自宅の方でもそのようにケアしていただければ。

「……触るだけだから」

骨格・体格ともにまだ出来上がっていないのがお子さんの体ですので、ツボの一穴一穴にはあまり拘泥せずに、脊柱起立筋上の膀胱経を上から下に向けて、スプーン等の丸いへりで

やさしく撫でてあげていただければ。

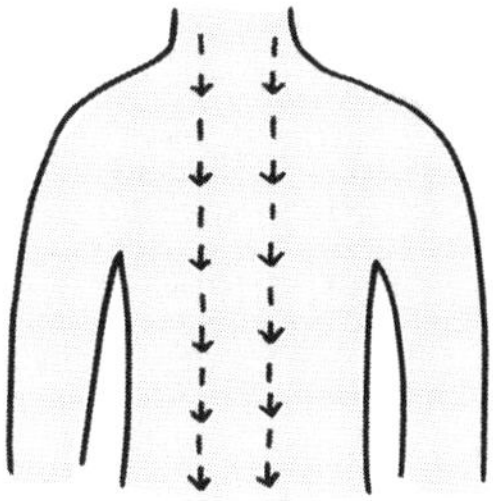

熱を上からさげるようなイメージで撫でていき——体温を持ったヒトの手そのものではなく、あくまでスプーン等の温度をほとんど持っていない金属で撫でていき、二巡目、三巡目……と少しずつ強度を上げていき——〝撫でる〟→〝さする〟→〝こする〟といった強度で上げていくくらいがちょうどいいかと。

「……痛くないでしょ？」

少し発赤したくらいで十分ですので——とくに自律神経まわりの症状——夜泣きや夜尿症や過敏症等には効果がありますが、刺激量はほどほどに……

「ちょっとイタイ」

途中でお子さんが痛がったりしたら、そこで止めていただいて大丈夫です。

「……今日はこれくらいにしておこうか？」

苦手意識を持たせることそのものが一つの症状やトラウマの発生につながってしまいますので――一例として〝先端恐怖症〟――、次回にまで行き着く余韻を残すようにやさしくケアしていただければ。

「……またこんどね」

ご自宅にかぎらず、院内においてもまずはそのように刺さずに、ハリをあてるくらいの強度でおこなっていくことが多いのですが

「今日はだいじょぶ」というお子さんの体感しだいで、内容の方は変わってきます。「きもちいい」

この〝きもちいい〟が何よりです。

「……よかった」

背中そのものもまだ〝ことば〟が浮き上がってきていないお子さんが多いので、荒れ・毛・黒ずみ等の一々にとらわれるより、横の脊柱起立筋を首からお尻までさすってあげるだけで十分です。

「もっと」

頻度は一日一回お風呂上りの服を着るタイミング等にでも出来れば理想ですが、この〝き

もちいい〟があれば、きっとお子さんの方からじきに催促もしてくるはずです。

「もっとやって」

月齢・年齢をすこしずつ重ねていく中で、刺すハリも検討していくわけですが……

「……じゃあ、今日はちょっとだけチクッとするかもしれないけど」第1章で紹介したような炎症をお持ちの敏感な皮膚の患者さんに関しては、大人の年齢になっても刺さないまま治療をおこなうこともあります。「……また痛かったら言って」

セルフケア・ペアケアとしても、円皮鍼（一六六頁）よりもこういったスプーンでの処置をおすすめすることもあります。

「……手を挙げるのでもいいので」

反応が強く出ているポイントがあったとしても、そのポイントにのみ刺激を加えるのではなく
「……だいじょうぶ……いや、大丈夫ですか？」

ポイントに集まっている熱なり冷えを他に散らすように……

「うん」

ここまで第1〜4章で紹介してきたケア方法についても、優先順位としては同様です。

「だいじょぶ」

全身で体をとらえて、なるべく遠くのツボやポイントから試してみること。

「ううん」

なかなか良くなっている実感がない場合にのみ、徐々に患部に近づいていく……

「ちょっとチクッとしたかも」

東洋のツボや五臓といった遠隔から、西洋の筋肉や椎間といった中枢へ……

「……こっちはどうだい？」

背中には、東洋も西洋も共存してひろがっているとも言えますし

「こっちはだいじょうぶ」

洋の東も西も、北も南も、まだ分かれていない時代の広大なフロンティアがひろがっているとも……

◉5◉ 特徴のない背中

指～手～腕～肘～脇～肩～首～

まっさらな紙に黒いインクを落としていく……みなさんももうお気づきでしょう？　このように〝筆者〟であるわたしが文字をしたためていくことで――前章で紹介してきたお背中を引き合いに出せば――元の背中のようにまっさらだった紙が一頁一頁黒ずんでいく……すでに約一五〇頁分の黒ずんだ背中を目の当たりにしてきたとも言えるわけですので、読者であるみなさんの方もずいぶん疲れがたまってきているのではないでしょうか？　みなさんのお背中の方もお読みいただいている内に黒ずんできている可能性も否めませんので、ずっと座りっぱなしの場合には腎を傷めやすいので、いったん四本足時代に還っていただくか（二八頁）、一度読み止めてもらっても構わないんじゃないかと……出版社のかたがどう思われるかは分かりませんが、筆者であり、ハリのごとくペンを持ち続けてきているつもりの鍼師としては、一度この本そのものから離れていただいたって構いません。離れたまま戻ってこられないのはもちろん寂しいし悲しい思いもありますが、かりに治療や本書の効能が必要にならないくらいすでに健康になられているようでしたら、わたし一個人の寂しさや悲しさを何周も上回る喜びや嬉しさがございます。自分の体のことなんか考えずに健康に最期まで人生を全うできるのでしたら、これにまさる喜びや嬉しさはないでしょう。もっといろいろと時間を割かないといけないことが人生にはたくさんあるでしょうから……祖父もきっとわたしと同じ心情を分かち合ってくれるものだと。

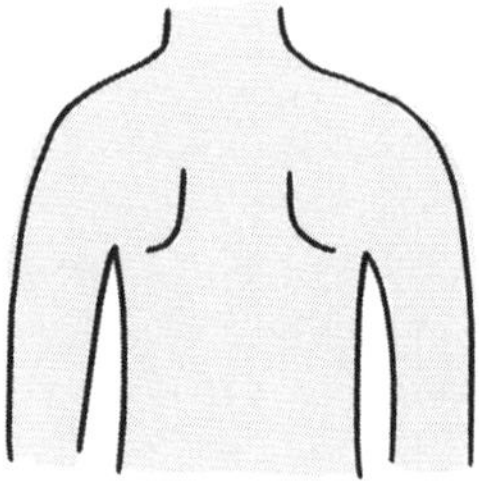

このあたりでまっさらなお背中を一つみなさんにもご覧いただきましょう。休息がてらということもございますし、わたしの方でも筆休めを少し頂いたわけですが、まっさら過ぎるお背中・ページというのも、なにか不穏ですね……

「基本は健康だと思うよ！　年一の健康診断でも引っかかったことないし！　大きな病気もしたことないし！　手術もしたことないし！　毎日よく眠れる方だと思うし！　食欲もモリモリ！　便通も毎日きちんとあるし！　腰とかも一度も痛くなったことないし！」と〝！〟のたびに左手のひとさし指をマーク通りに立ててみせます……サウスポーでしょうか？「肩コリとかはあんまり感じたことがないよ！　でも……」

と左手を一度肩口に引っこめます。

「この右腕がどうしても治らないままなんだよね〜」と本当に〝〜〟を描くような軌道で、反対の右手をゆっくりさし出してきます。「まっすぐのばすのも痛くて〜」

「……なるほど」

「整形外科の方では最初テニス肘って言われたんだけどね〜」正式名称は上腕骨外側上顆炎というもので、テニスのバックハンドの動作で起こりやすいことからそういった俗称が付いたまでのことで「テニスなんてやんないんだけどね〜、家の前をホウキで掃いていただけなんだけど〜」

似たような他の動作でももちろん起こりえます。

「毎日シップ貼ったり、他の所でマッサージとか、ハリもこの痛い所にしたもらったことがあって、一度気にならなくなったこともあるんだけど、今度は肘の内側の方が痛くなってきちゃって〜」正式名称は上腕骨内側上顆炎で、こちらはゴルフ肘という俗称があります。

「ゴルフなんかしたことがないんだけどね〜」

他にも右手側の指の動きがカクカクし出したり、手首にも鈍い痛みが出るようになったり、脇や肩も……というように言い出してきているので、症状はすべてつながっているのでしょう。

「それでまたこのテニス肘が最近一番痛くなっちゃって〜」

①テニス肘②ゴルフ肘③バネ指（指のカクカク）④手根管症候群（手首の鈍痛）⑤胸郭出口症候群（脇の詰まり）⑥肩コリ……という順番になっているだけで、たとえ①や②が一時的に緩和したとしても、③④⑤⑥……というように順番に痛みを脳の方で感知しているに過ぎないのでしょう。

「それで何とかしてほしいな〜と」痛みというのは一番上のみを感じるケースが多く、①が楽になっても、①ほどではないにせよ、②の痛みを次に訴えだす患者さんがあとを絶ちませんので、根元をきちんと治療しなくてはいけません。「先生の所に今日来たんです〜」

〝〜〟というようにつながっている神経の出所を治療するのが、この症状の場合には近道だったりもします。

「お願いします〜」

もちろん経絡的な流れも大切ではあるのですが、神経という流れと相性が良いのは、やはり西洋医学的な見地に立ったハリになってくるのではと。

「……かしこまりました〜」

デルマトームという西洋医学側の学識をすこし拝借して、東洋医学側のハリで治療をしていきます。

「〝かしこまりました〜〟？　先生、おちょくってます〜？」

治療ポイントは言わずもがな体の中枢にある背中の背骨になります。

デルマトーム

デルマトームというのは、背骨の脊髄神経が支配している皮膚感覚領域を模式図化したものです——という少しややこしい説明にどうしてもなってしまうのですが、その〝模式図〟をご覧いただければ、なんとなくは簡潔にご理解いただけるのでは……

そして当院でおこなっている治療じたいもごく簡潔で、この痛みや異常がある部位と背骨の位置を照合させて、背骨そのものないしは背骨のきわの脊柱起立筋（八六頁）等の筋肉に眠っていることの多いコリや硬結を触診し、ハリを刺し入れ、少しの時間とどめておくとい

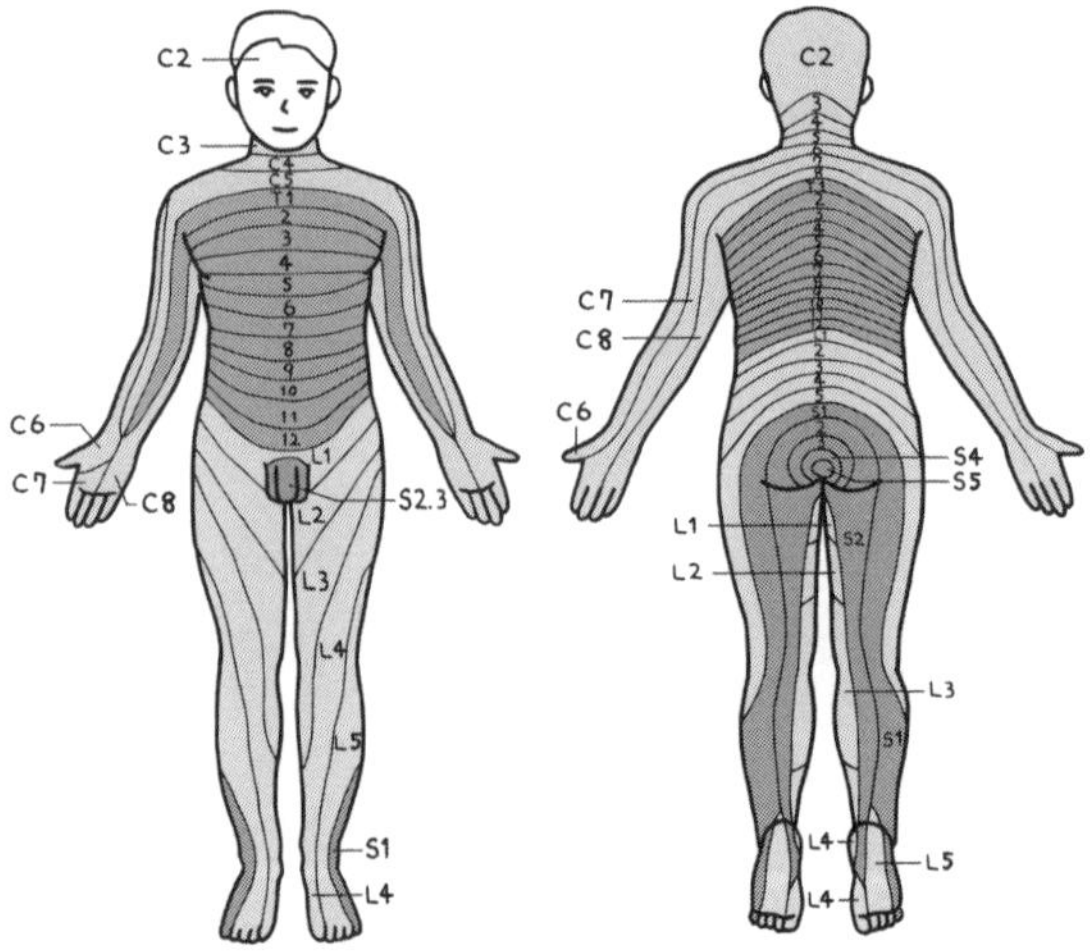

うものになります。

「まだ効果が良くわからないかも～」と言っていた患者さんも、次の回には痛みがへったり、動きがスムーズになった旨を告げてくることが多いです。「楽になったかもー」

「……かも〝ー〟」

「もー」

神経まわりの症状はその場で良くなるより、すこし時間を挟んでからじわじわ効いてくることが多いです。

「テニス肘？　ゴルフ肘？」

「……ええ、最初に訴えていた……」

「ああ……テニスもゴルフももともとやったことないから、忘れちゃってたよ！」

と右手の方でも〝！〟のマークの動きをとれるようになっているので、③バネ指と④手根管症候群⑤胸郭出口症候群の調子も悪くないのでしょう。

「いつのまにか感じなくなっているね！」

というあんばいで良くなっていくことが多いので、治り方としては地味目かもしれません。

「……そうですか」

「それより最近はこの肩コリ！」
⑥の肩コリは残っており――語弊をおそれずに言えば、おそらくこの方の人生において今

後も残り続けていくのではないでしょうか？

「ここが凝っていて！」

わたしが診るには肩コリというより〝**首コリ**〟で――〝肩コリ〟以上にきき慣れないためにあまり用いられていませんが、実際には首の方にコリがある患者さんが多く
「……〝肩〟にしては、やっぱりずいぶん上ですね」

肩コリがひどくて、首コリがまったくないヒトの体も逆に珍しいくらいで、より中枢に近い首の方からやはり手の指の末端に至るまでの症状は始まっているのでしょう。

「ああ、そこそこ！」

現時点ではコリは小さくなっていますが、大なり小なり今後の人生においてコリは残り続け――生じ続け……

「前回よりはコリは感じなくなっているけれど」

いかにその玄関・入口となる首コリの段階でおさえられるかが、肝腎になってくるはずです。

「じゃあずっと付き合い続けるってこと？」

そうネガティブにとらえ過ぎる必要はなく、首コリを諸症状の玄関・入口――さらに喩えを少し換えて、〝信号〟や〝サイン〟のようにとらえていただければ、コリというのは首に限らず有効活用してもらえるのではないでしょうか？

「……コリにアプローチを続けていけば、大ごとにはなりづらいのでは？」

中枢のコリが末端に向かう血行・神経の流れを阻害してしまう前に、何かしらのケアをする。

「……放っておかずに、何かしらのケアを」

表層のコリがさらに深層に進み、骨を圧迫して変形させたり、内臓のまわりを変調させてしまう前に、何かしらのケアをする。

「何かしらのケアって、なによ？」

このようにハリもしくは灸を受けてもらえるのが一番だと思いますが……

「ちがう県から来ているので、経済的にも距離的にも、そんなにマメにはなかなかー」すでにハリによるケアの方はご紹介しましたので、次はご自宅でのセルフケア・ペアケアの方ですね。「自宅で出来そうなのは、何かないの？」

「……首に関しては、ご自分の指等でグリグリやるのはあまりオススメできないのですが

……」

頚椎がやがてはズレて、末端の痛みや痺れがさらに強まるおそれもございます。

「……骨を鳴らしたり、強すぎるストレッチも、場合によっては少しずつ頚椎がズレたり

……」

頚動脈や椎骨動脈といった脳に直行する血管も近くを走行しています。

「……首と関連した遠隔のツボをお使いいただければ」
通常は首のコリは散らしていただくイメージをもって、腕や手のツボを用いていただくのがいいのですが
「……いいのですが」
たとえば肘を曲げていただいた時に出来る横ジワの先端にある**曲池**《きょくち》というツボや、

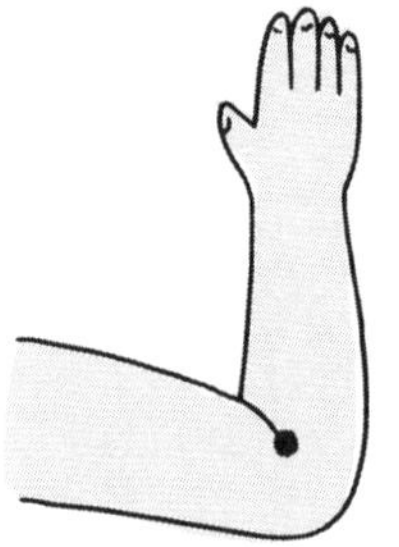
肘の外側にあり、
肘を曲げた時に
できる横ジワの先端

中指だけ動かしてもらってピクピク神経がふるえるライン上にある**四瀆**《しとく》というツボや、

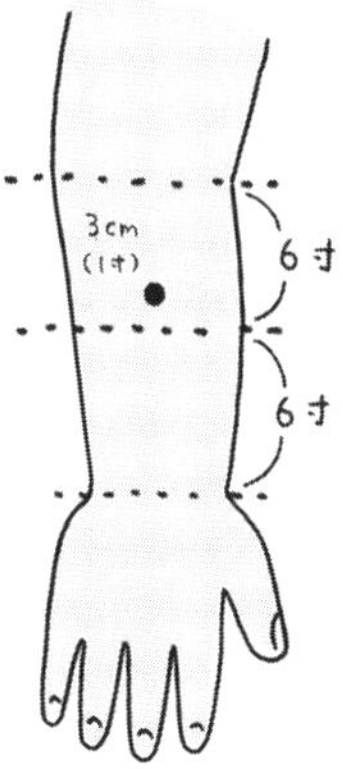

腕の外側で、手首と肘を結んだ真ん中よりも約3cm（1寸）上

寝違えにも著効を示すことのある手の小指のつけ根の**後渓**《こうけい》というツボ等を用いていただければいいのですが……

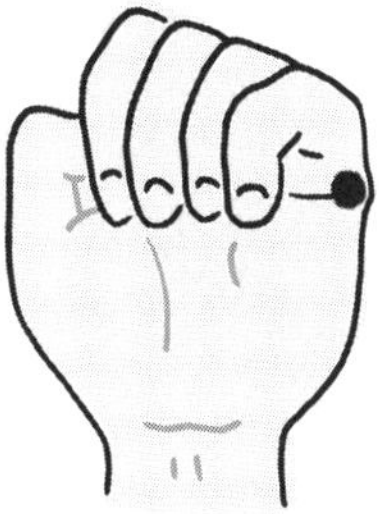

こぶしを軽く握った時に、小指のつけ根にできるシワの先端

曲池・四瀆・後渓のツボそのものにすでに炎症・痛みが生じている場合には、あまり押すとかえって悪化させるおそれもあるので、避けた方がいいでしょう。

「……このお体の状態の場合には、ツボを押すのではなく」

この方のお体においては、やはりそのまま首のコリにアプローチするのが一番でしょう。

「……こちらをお使いいただければ」

加減を知らずに、直接患部を〝グリグリ〟して熱をもたらしてしまうのではなく

「こちら？」

温度そのものをもっていないハリをここでも用いていただくのがいいでしょう。

「……こちらもハリになります」

次のようなセルフケア・ペアケア用のハリがございます。

皮膚→筋膜→筋腹→コリ……

まっさらなこの方のお背中を本章冒頭でお見せしたように、特徴としては分かりづらいですが、首の頚椎のきわの筋肉を上から順に横に手で切ってもらって（八三頁）、コリがあるはずですので、そこに、この**円皮鍼**《えんぴしん》というハリを置いてもらえれば。

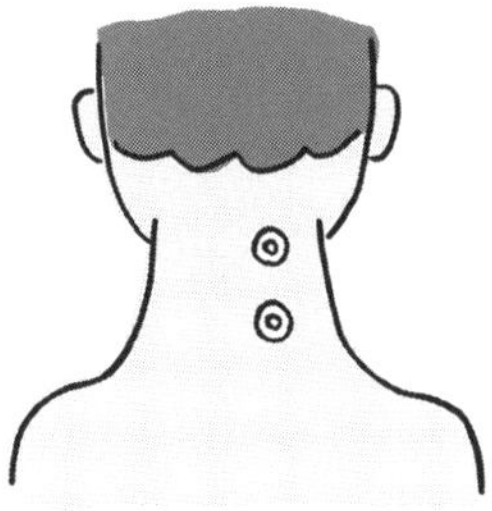

ドラッグストア等でも売っていて、はり・きゅう師の免許をもっていなくても購入できるはずの円皮鍼——〝パイオネックス〟や〝鍼シール〟や〝ひ鍼〟などの商品名があると思いますが、基本的な用法は同じ。

「このコリコリした首の骨の横に貼ればいいんだね？」シールになっているので、そのまま貼ってもらえれば。「カンタンに貼れそうだけれど」

シールのまん中にはごく数ミリ程度のハリが出ている商品が多いので、コリの位置に合わせて貼ってもらえれば。

「ほんとにこれハリなの？」

衛生的な面と効果の持続的な面をかんがみて、入浴や睡眠のタイミングで交換してもらえればよろしいんじゃないでしょうか。

「こんなに小さいハリでは効かないんじゃ？」

という憂慮を口にされるのは、このお一方だけではないのですが「けっこう効くんですね」そのほとんどは杞憂に終わります。「こっちの神経痛にも」

筋肉の中央（筋腹）のコリにまで指を圧しこんだり、ハリを刺し込んだりせずとも、その浅層の筋肉の膜に刺激を与えるだけでも十分な効果が出る――むしろ揉み返しやだるさといった副反応も出づらいことは、近年ちまたでもよく耳にするでしょう――〝筋膜リリース〟といった施術法にも代表されるでしょう。

「こんなに浅くても効くんですね」

文字どおり筋肉を包みこんでいる膜――〝筋膜〟こそが経絡というこれまでエビデンスの甘かった流れの正体ではないか？　といった議論も、この東洋医学界隈では近年湧き起こっていたりはするのですが、いずれにしても皮膚→筋膜→コリの深度で一つにつながっています。

「皮膚にちょっと刺さるだけで」

最も浅層の皮膚――という書き方をすると、〝気〟はどうなっているんだ？　というツッコミを界隈から受けそうですが、ひとまず一般の方のみに向けてわかりやすく目に映る皮膚を最も浅層ととらえて、数ミリ程度のハリを刺しっ放しにしておくだけでも、時間の経過と共に深層のコリにまで影響は及んでいきます。

「意外と刺さっている感じもあるし」

皮膚↓筋膜↓コリといった間の〝↓〟も取っ払って緩めていくように、むしろ低い刺激である方が効果の出る場合が多く
「痛くなってきたかも」

やはり皮膚炎等の症状やもともと皮膚が過敏な方には、半日や数時間、状況によっては数分でも即座に効果が上がりますので
「かゆくなってきたかも」すぐに外していただいてもいいと思います。「足のシビレの方は正直あんまり変わっていないかな」

という下肢の坐骨神経痛をお持ちの患者さんにつきましては、神経はさらに筋腹のその先にあることが多いので、いくつか種類のある中で太め・長めのハリの円皮鍼を用いていただいた方がよろしいかもしれません。

「こっちの方は少し太いのね」実際にそのように効果が上がっている患者さんがいらっしゃいます。「おー、けっこージワジワ来るし、さっきよりかなり動かしやすくなっているかもー」

そして当院においての治療としては、経絡の流れも汲みつつ、先ほどの腕や指の症状の患者さんに施した時と同じように、該当する背骨——今度は腰椎（L）の三・四・五番あたりの傍にコリを見つけて、

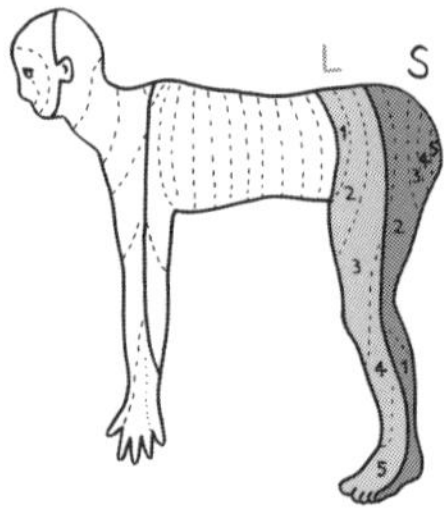

ハリや灸を施していきます――セントラルヒーティングの心臓からはやや距離がある腰ですので、首とは異なり、温める方法も積極的に採っていきます。

「……いま刺した所に、お灸もしますよ」

コリの面積が広いケースもままありますので、刺したハリの柄の上にモグサを置いた**灸頭《きゅうとう》鍼《しん》**という名前の治療法を採ることもあります。

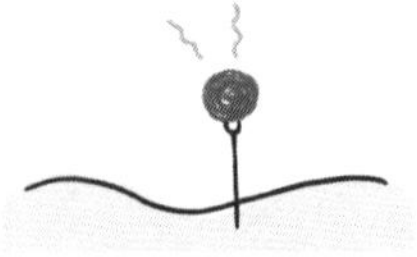

一言でいえばハリとお灸の効果を合体させたものですが、金属であるハリそのものを温めて刺さっているさらにその先の深層にまで熱を送り届ける一つ目の効果と、モグサが皮膚にじかに置かれているわけではなく宙に浮いていることによって皮膚一面にまで温かさが拡がっていく二つ目の効果によって、二倍三倍以上の効果をもたらすことがしばしばあります。

「……冷えも神経痛には関わっていますので」

下半身のコリというのは結局のところ冷えが素因であることが多いので――〝中心〟方面からの熱を下にまで散らして引っぱってくる意義においても、灸頭鍼は当院では重宝し続けています。

「足の方まで温まってきて、足の横の痛みの方は楽になってきたかも」

一回の治療で下肢の神経痛はかなり改善されるケースも少なくなく、二回目三回目と患者さんの主訴の箇所はズレてくるケースも少なくありませんので

「でも、今度は後ろ側の方が気になってきたかも」きちんと痛みの絶対値を伺い「うん？ああ、まあたしかに足の横の方の時みたいな強いシビレや痛みではないですけれど」

一つ一つ上から痛みをはがしていくように、根気よく治療を続けていきます。

「だいぶ後ろ側の方も気にならなくなっていて、今度は前のスネの方が少し」

すでに強い神経痛が出ている場合には、神経を逆撫でしてしまうこともありますので、ストレッチや激しい体操・運動はやや控えてもらった方がいいかもしれません。

「がんばって筋トレをやり過ぎちゃったら、また少しぶり返してきちゃったかも」

もちろんまったく運動を控えた方がいいというわけではありません。

「歩くのもちょっと控えるようにしようかな」

痛みが出ない範囲での距離と歩数を大体守っていただければ……

「でも、まったく歩かなくなると、なんか気分が鬱々としてきちゃうのよね」

まったく運動をしなくなると、今度は自律神経もろもろが乱れてきますので……

自律神経

すでにみなさんもきっとお気づきの通り——本章でご紹介している患者さんの背中は、そのほとんどが肉眼でこれといった特徴がないものばかりです。特徴がないことが最大の特徴であるかのように、背中を読むことの重要性を説いているわたしの方でもまったく手がかりが掴めないというお背中も実在しているわけですが……

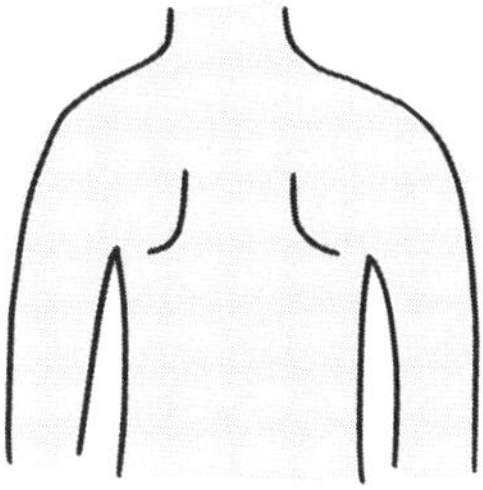

症状の方から逆算するように触診を加えて丁寧に診ていくと、思いもよらないポイントに反応があったりするお背中という点で、けっして軽症とは言いきれない。

「いてて」

椎体がなく棘突起が小さな結節であるため通常触れられない一番は置いておいて、頚椎の二番目から順に触っていき、胸椎に入っていった所です。

「そこだけ」正確には胸椎の二番と三番の椎間ポイントでしょう。「なんかヘンな感じがする」

「……そうですか」

「なんか他の所にまで響いているような……」

「……ええ」

このあたりには何があったか……今度は自律神経と対応している図を頭に思い起こそうとしますが、汗の方が先に出てきてしまいます……

「……早く、早く」

わたしの背中においては胸椎の二、三番あたりに強い反応が出ているかもしれません……

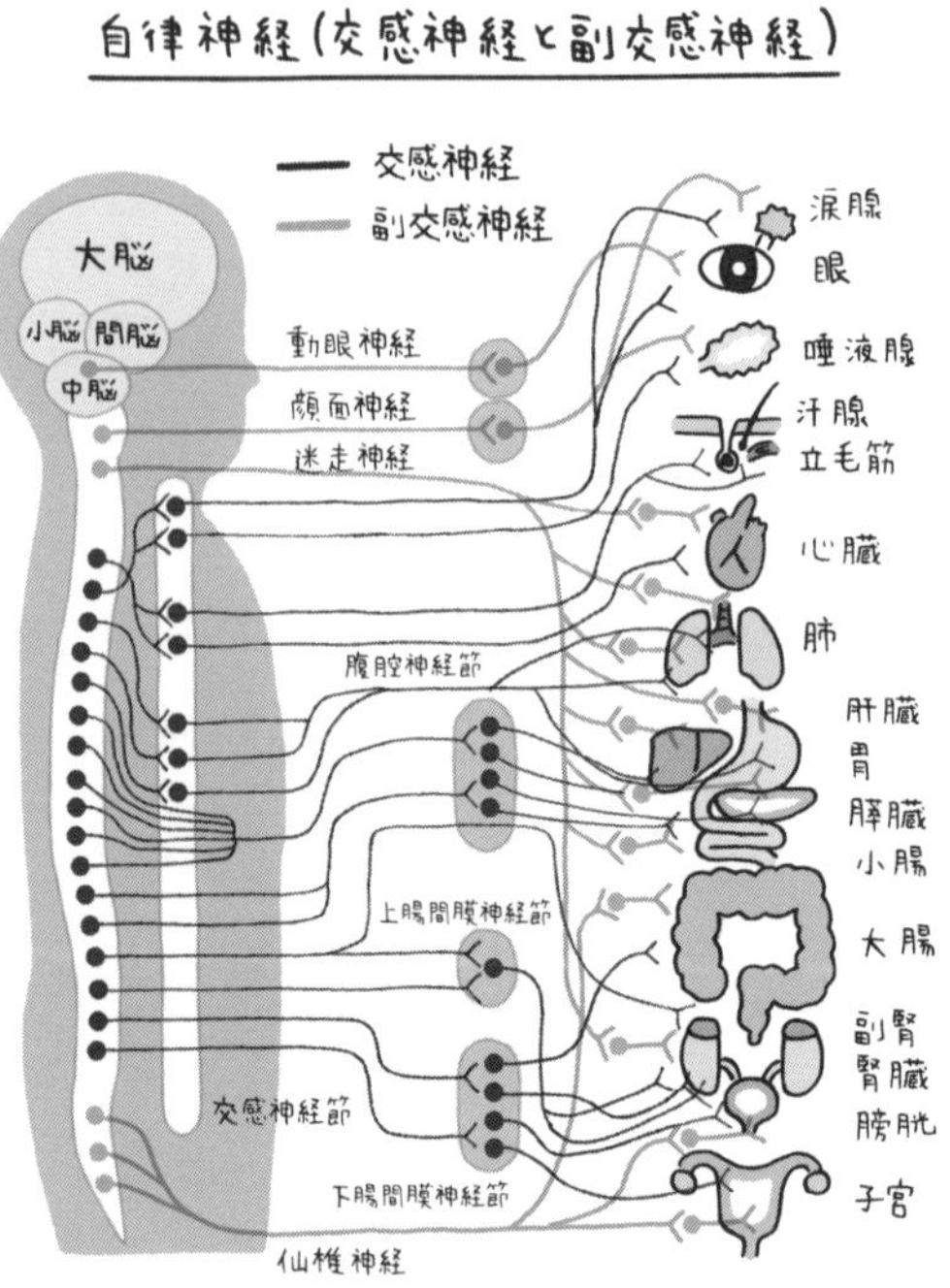

「たしかに最近悲しくもないのに、涙が止まらなくなったり」

胸椎一番……

「動悸も出始めたり」

胸椎一～四番……

「寝汗もすごいし」

胸椎二、三番……

「胃腸の調子もおかしくて」

胸椎五～八番……というように自律神経の交感神経・副交感神経の症状と背骨上の大体のポイントを合致させることが出来るわけですが
「……あれ……ここはまったく痛くも何もないんですね」

「何それ？　押してんの？」

というように臨床上はこの通りの反応を示してくれないことも ままあります……

「触られているのは分かるけど」

このポイントじたいも自律神経と共に乱れてきているのでしょう……あくまで骨の上を軽く押しているにすぎませんので、通常はこのような反応で
「あッ、こっちの方は何かヘンな感じがする」

というような反応があるポイントの椎間や隣り合う筋肉に、数ミリ～一センチ程度ハリを

刺し入れたり
「ちょっと響くかも」

ご自宅でのケア等でも、先ほどご紹介した円皮鍼を貼っていただければ……

「ここに貼ればいいことはわかったけど、だれに貼ってもらえばいいの？」

たしかに背中・背骨は自分の手では届きませんよね……

「相手がいなくなったストレスが……」

「……なるほど」

「睡眠も浅くなっていて……」

「……そうですか」

「ペアケアの方法を伝授されても、ペアを組む相手が……」

ということでしたら、ご来院時に持参いただければ、わたしの方で円皮鍼を貼ってさし上げてもいいですよ。

「ありがとう、先生」

「……貼るだけでしたら」

あくまで院内限定です。

「そうよね……外すのはどうしたらいいんだろう」

「……タオルででも軽く擦ってもらえれば取れるんじゃないかと」

ちなみに、この円皮鍼はこれまで第1章からお伝えしてきたそれぞれの症状に際してのツボにも用いていただいていいですが

「けっこう値段するのよね」

という事情もたしかにありますので、どうしてもこの円皮鍼しか方法がないような症状に限ってご紹介させていただいたこと――ご理解いただければ。

「……その問題があるんですよね」

ここまですでに何度も紹介してきているせんねん灸につきましても、同様です。

「先生、自分の仕事がなくなっちゃうからって、この自分でも貼れるハリのこと、ずっと言わなかったんでしょ？」

というような意図は毛頭ないことはすでに冒頭の〝ごあいさつ〟で述べてきているつもりですが、この方の口ぶりからは角がとれてきているので、否定して中断させずに

「なに先生笑っちゃって」そのまましゃべり続けてもらいましょう。「図星なんでしょ？」

アップダウンも減ってきているようですので、情緒面の方もいくぶん安定してきているのでしょう。

「ほんとにもう、先生って」

わたしに対しての慣れも多少はあるのかもしれませんが、回数を重ねていくにつれて、速度じたいも安定してきていて

「白衣もなにかのコスチュームに見えてきちゃったわよ」

もちろんご自宅でのセルフケアにもとり組み続けていただいているのでしょう。

「鍼灸師の仕事、なくなっちゃうからでしょ、先生」

という言葉も、バック・グラウンド・ミュージックのように心地よくきき流しながら
「まあ、それだと、先生も大変になっちゃうわよね」

今日もいつものように背中を診させてもらっています。

「ほんとに、もう、こういう色々な物価が上がっている時代だから」

これまで紹介してきた数々の背中の中にあって、もともとかなり健康的な部類に入るお背中だと診てとっていたのですが、

声調と同じように、背中全体の抑揚・地形としてのアップダウンがさらに均《なら》されていって
いるようで
「鍼灸院の運営も大変そうね」
広大な平原を眺めているような気分にもかられてきます……
「ほんとにどうなっちゃうのかしら」
もちろん肩甲骨や肋骨等の凸は残り続けているのですが、ムダな力が抜けていることでや
わらかく他と和んでいて
「これからの時代」
平らに和んでいく――という意味合いにおいての〝平和〟という語が浮かんでくるくらい
でもあります。
「平和のままいけるのかしら」
「……平和」
「まあ、そもそも今が平和なのかもよくわからないけれど」
「……平和……」
背中の平和……
「まわりの国ではドンパチ戦争している状況だし」
「……背中の平和」

「この国にもいろいろと影響が出ている状況だし」

「……みなさんの背中の平和」

わたしが治療を通してめざしているのは、この〝平和〟だったのかもしれません。

「……みなさんの背中が平らに和んでいく」

みなさんのお背中がすこしでも平和に近づいていくことで、四肢末端の平和もめざしていく。

「……みなさんの背中が平らに和んでいく」

そして一個人の体外の平和もめざしていく鍼灸治療……

「背中が平らに和んでいく？」ここまで来ると、ハリとモグサを持たずとも――患者さんのセルフケア・ペアケアの方に譲ることになろうとも――ひいてはいずれ閉院を免れなくなったとしても、見えてくる次の治療があります。「背中の平和？　うん？　背中？　私の？」

わたしの方こそ他人の背中に着目するばかりで見えていなかったことがあるのかもしれません……

「自分の背中なんか見たことはないのよ」

というようにおっしゃる通り、自身の背中を見たことがある人なんてそうそういないでしょうし
「いったいどうやって見るのよ？」

そもそもヒトという体の構造そのものが、自身の背中を顧みることが出来ないように作られてしまっています。

「振り向いたって、さすがに見えないでしょ？」

たしかにそうですね……

「いくら体の柔らかい人だって無理でしょ、それは」

目や鼻や口はつねに前を向き……

「目は前にあって」

手は前に動かしやすいように出来上がっていて……

「手で自分の背中を触るのだって、かなり難しいのに」

足の尖端の指もつねに前ばかりを向いています……

「前に前に向かっているんだから」

時の歩みと共に、足も、体も前に進んでいくしかない構造を基本持っているのが、霊長目ヒト科ヒト属のヒトです。

「後ろにある背中なんて……」

そして過ぎ去った時間を結局自身の背中と共に忘れ去っていく……

「背中があったことなんて忘れてたわよ」

自分の体の一部であり、もっとも広大な面積をもつ場所であることを忘れて……

「そんな前向きな存在でもないでしょ？　背中なんて」

わたしの目には患者さんのそのお背中が、はてしなく続く原野のようにも映ってきております……

「後ろ向きでしょ」

鍼灸もまだ誕生していなかった時代の原野……

〝平〟らに〝和〟んでいく

そして次にわたしが思い付いたのは、以下のようなことです。

「背中、背中、背中、背中」

〝自身の背中を目の当たりにしたら、みなさんはどのようにお感じになられるんだろう？〟

「最近、先生、〝背中〟ばっかり」

〝どのような言葉で自身の背中を表現されるんだろう？〟

「うん？　また何かボソボソ言った？」

いや、〝言葉〟に限ったものでもないのかもしれない。

「言葉？　表現？　そんなことより、私の肩コリと腰痛を早くなんとかしてよ」

という患者さんの言葉の意味そのものは、二の次、三の次に、わたし自身も臨床上してきたように、患者さんの方でも無理に言葉・言語にしていただく必要はないのかもしれない……

「そんなボソボソつぶやいていないで」

音でも、音楽でも……

「ねえ、先生」

あるいは、自身の背中をキャンバスにでも見立てていただいて、イラストやデザインをあしらっていただいても……

「キャンバス？　イラストやデザイン？」

もちろん紙に見立てていただいても……

「紙？　神？」

あるいは、タトゥーのように何かの文様・図形諸々を描いていただいても……

「タトゥーって……治療院の先生が本当にいったい何を言っているのよ？」

自身の背中と対面することで、ご本人の体の健康・平和に資するものがあるんじゃないだろうか？　と……

「……あの、ですね」

「なによ、さっきから」

「……見てみたくないですか？」

そしてその健康・平和は体内にとどまらず……

「なにを？　だからなにを？」

「……ご自分の背中を」

「はあ？」

体の外側にまでつながっていくことにいずれはなるんじゃないだろうか？

「……自分の背中を見てみたくないですか？」

「自分の背中を見て、いったい何になるっていうのよ？」

「……何になるんでしょう」

「ニコニコずっと笑い続けちゃって」

「……自分の背中を読みとって……」

「何かいいことを思い付いちゃったみたいに」

「……表現をしてみる」

というわたし自身もまた——ここまで長々と書いておきながら、お恥ずかしい話……自分の背中まではきちんと見たことがないのです。

「……自分の背中」

読みとり過ぎてしまいそうで、直視するのがなんとなくこわい……という——これも一種の〝表現〟なのかもしれません。

傷痕

バック・グラウンド・ミュージックさながら、このままますんなり気持ちよく最終章に入っていきたいところではあるのですが、この患者さんの背中のイラストからははみ出していた脇腹には、じつは縫い合わせたような傷痕がございまして……

「……えーと」

すでに痛みを伴っていないような古傷の痕ではあり、《きっとなにか手術の痕だよな……何の手術痕だろう？》というように堅く〝《　》〟の鍵で閉ざしたわたしの心の内でのみつぶやくだけで

《盲腸の手術痕……ヘルニアや脊柱管狭窄症の手術痕……帝王切開……》患者さんの前では絶対に口には出しませんが……《いや、この位置には痕をつくるケースが少ないだろうな……》

ペンとハリで、このように手は出していきます。

「先生、もう背中の治療は終わったんじゃないの？」

「……はい？」

「いや、さっきから、触っているから」

すでにハリを浅く刺し、お灸の方も据えていっているのですが、〝触っている〟刺激しか感じていないようです……

「触っているだけでしょ？」

縫い合わせた痕であれ、切り傷等がそのまま硬直してしまっている痕であれ……

「触っているだけでしょ、そこを」

あるいは火傷の痕であれ……

「うん？」

その一部分だけ皮膚が変成して硬くなってしまっていることにより、熱が届きづらくなっており

「ああ……お灸をしていたのね」と、ようやく温度を感じてもらえたようです。「ちょっとだけ温かくなってきた」

「……ちょっとだけですか」

「なんで、そこだけ？」というご質問に、わたしの方がすぐに返答しなかったこともあるのでしょう……「ああ……そこがそうなっているからね」

「……そこがそうなっているからです」

「そう、そう、そう」というリズムに合わせるように、さらにモグサを重ねていきます。「壮、壮、壮」

という漢字をあてるようにわたしの耳にきこえたのは、モグサの単位は〝壮《そう》〟だからです。「……壮」強壮や壮健といった意味合い・願いからきているのでしょう……「……壮です」

一壮、二壮、三壮と重ねていくことにより、皮膚に本来の柔軟性が戻ってきているように感じます。

「壮なっているからね」

「……壮していきましょう」

「〝壮していきましょう〟?」

体表に残り続けている傷痕については、きちんと手の方で触れていった方がいいです。

「壮なのよ、サウナに行っても、いつもそこだけ取り残される感じがあって」

みなさんの方でも見つけることがあったり、思い当たる傷痕がありましたら、台座のせんねん灸等を用いてセルフケア・ペアケアにつとめていただければ。

「そこだけいつも引っ張られて、なかなか温まらなくて、冷たくなっている感じがしていて」

過去ではなく、今後の傷痕・傷口になっていくリスクのあるウィークポイントとなっておりますので、口で触れづらくてもぜひ。

「なんだか奥の方にも温度が……」という力づよい声音になってきたところで、今日の治療はようやくおしまいになります。「心の方ってことかな……」

「……壮ですね」

「壮よ、過去のことなんか、くよくよしたってもうしょうがないんだから」お待たせいたしました……それでは最終章に入っていきましょう。「前を向いて生きていかないといけないんだから！」

◉6◉

後ろ向きに生きるケア

治療〈陰〉

「とは言っても、わたしはこれからどう生きていったらいいんだろう……夢も目標もゴールも分からなくなっていて……それでもまわりは何かの夢や目標やゴールを持った方がいいって言ってくるので……何かを持とうとは思っているのだけれど……何をこれからの夢や目標やゴールにしたらいいのかもわからない日々が続いていて……たしかにそういった存在がないと……ただ毎日起きて食べて仕事して寝ての繰り返しだけだと……本当に生きている意味すら分からなくなってきていて……時間は待ってくれない……ずっと進み続けているわけだから……わたしも同じ方向をむいて……ずっと前を向いて生きていかないといけないっていうことは……ずっと……ずっとずっとずっともう分かりきっていることなのだけれど……」

治療院という場所には本当にいろいろな役割があると日々の診療を通じて感じていて、すべては患者さんによって変わってくるのですが
「本当に自分がこれからどうしたらいいのか分からなくて……ついここに辿り着いてしまった形なんですが……ごめんなさい……まずはこんな症状の訴えで」
もちろんここはハリを打ち灸を据える〝鍼灸院〟ということではあるのですが
「膝もずっとずっと悪くて……長く歩くと痛くなってきて……走ると水がたまったこともあるし……正座も長時間は難しいし……半月板？　にヒビが入ったこともあるのよね」
お体によっては、ハリをメスと見立てた外科の〝手術室〟のように名称ごと変わるように感じることもありますし
「……ここの骨と骨のすき間には長めのハリを入れておいてあげた方が、あとあと楽になるので……いきますよ……ふぅー」
工具と見立てた〝工事現場〟のように感じて、ヒトの体を改造・改良する力仕事にたずさわっている気になってくることもありますし
「本当に自分はこれからどう前に進んでいったらいいんだろう……」
ただ話をきいてもらいたいだけのいわゆる〝スナック〟のように感じることも少なくありません。
「……そうよねえ」

というように、つい〝ママ〟のように返事してしまったり……

「……自分で死んじゃうなんてことは、絶対にしちゃあ、ダメ、ダメェ」

話と口調の重さによっては、ここは〝駆け込み寺〟のようにも感じることがあります……

「恋人にも、友人にも、妹にも、親にも……ってことなんだろうけれど、裏切られて、裏切られて〜　裏切られて〜　裏切られて〜」という前のめりになっているイントネーションや口調の方にばかり意識が向いてしまうのは変わらないままなのですが……「むこうからすると、こっちが裏切ったってことらしいんだけど……もうどうしたらいいんだか……先生……ちゃんとこっちの話をきいてます？」

というような一種の人生相談めいた話をもち込んでくる患者さんにたいしては、わたし自身がハリやモグサにおのずとなり変わっていくように感じ

「……きいていますよ」という自分の口調や発言の方により気を払っていきます。「……それは大変ですね」

当たりが強く鋭くなり過ぎないように……

「〝それは大変ですね〟って……まあ、先生にとっては結局他人事でしょうが」

広い意味での〝ことば〟のハリの刺激だけでもこのような状態ですので、鍼管《しんかん》というハリを通す管の先端を胸にあてた程度で、実物の方もすませてしまったりもするのですが

「でも、まあ」このまま快方に向かっていく患者さんも少なからずおります。「来た時より

も軽くなった気がする」

「……よかったです」

「心も体も」

「……そうですか」

ダジャレではなく治療〝院〟というのは〈陰〉の存在・場所であり
「……ご来院いただけてよかったです」

自分の体を良くしようとしてわざわざ出向いてきている患者さんという〈陽〉を受け入れて、〝鍼灸院〟なり〝手術室〟なり〝工事現場〟なり〝駆け込み寺〟なり……名称そのものまで変容していくような場所ではないかと日々・月々・年々感じています。

「心も体も受け入れてくれて、先生、ありがとう」

「……いえいえ……治療〈陰〉としては、当然のことをしたまでです」

もちろん陰は陰ばかりでなく、中には陽を含んでいて、陽も陽ばかりでなく、中には陰を含んでいるという太極の理解も必要だと思います。

「たくさん話もきいてくださって」

「……きまった治療の時間の中であれば、全然……」

陰と陽のぶつかり合い・対立だけでは、時にはトラブルにも発展しかねませんので……

「そうよね……きまった時間の中で」

時々ぶつかり合うことのあるおとなりの国の旗のベースにもなっているので、みなさんもご覧になったことくらいはあるのではないでしょうか？

「……おたがいが包みこまれる関係ですので」

陰と陽が分かれる前の状態・世界・宇宙を表したのが、この太極《たいきょく》の図です……

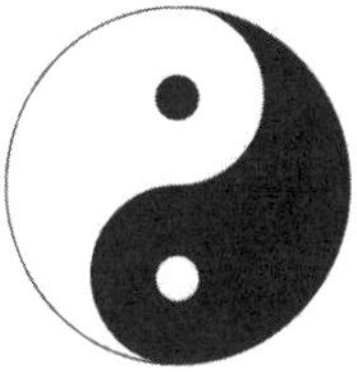

分かりやすくご理解いただくために陰と陽という二項の対立をいささかプロレスさながらあおってきたふしが本書においてもあるのですが……実情としては陰（黒）の中には陽（白）が内包されていて、陽の中にもまた陰がつねに内包されている。

「先生、今日はガッツリ刺してくんねえか？」

陰が〝極〟にまで行き着くと、今度は陽に転じ、陽が〝極〟にまで行き着くと、今度は陰に転じていく自然界全体の摂理をも表している図なのですが

「腰がメチャメチャ張っていて、歩くのもしんどくて」すべてをその図だけで援用・解釈し

ようという程には信奉できていないわたしではあるのですが、少なくとも患者さんと接する臨床上はあてはまっているように実感しています。「なんか熱くなっている感じもするんだよな」

治すためにここまで出向いてきている〈陽〉とは言っても、もちろん患者さんの心身の中には大なり小なりの〈陰〉の病も潜在・顕在していて……

「……でも、ここは冷えきっていますね」

患者さんを受け入れる院＝陰とは言っても、治療をおこなうにはこちらの大なり小なりの陽のエネルギーが必要になり……

「……ここはわたしの判断でいかせてください」

少なくともまたご自宅等に戻るくらいの〈陽〉のエネルギーをえて帰っていただかないといけない……

「ああ」陽の中の陰の中の陽の中の陰の中の……「来た時よりも楽だわ」

「……ええ」

「腰がよく動く」

「……動くとは思いますけど」

「久しぶりにギックリになりそうな予感もあったんだけども」

「……今日はなるべく安静におすごし下さい」

患者さんがなかなか来なかった開院当初は、陰気な院内からかえって躁転したような陽気さで、ＹＯ！　ＹＯ！　ＹＯ！　迎え入れていたのですが

「ＹＯ！　く、ご来院くださいましたＹＯ！」天気のいい日には軒先に出すこともあった祖父手製の看板を見て入ってくださった患者さんも〝ＹＯ気〟に迎え入れていたのですが……

「またご来院くださいＹＯ！」

「……え」

と患者さんの言葉の出だしの方に〝……〟を付けてしまうようなとまどいを与えてしまっていました……

「……先生の治療そのものは良かったと思うけど」

〝……〟がここまでわたしの発言の出だしのすべてに付いて回っていたかと思いますが――お目汚しになっていたかもしれませんが、治療〈陰〉のわたしの方が引いて受け入れる様を字形で体現したものでもありましたので、どうかあしからず……

「……二回目はないかなあ」

またご来院くださるはずがないですよね……

「……なんだかめちゃくちゃ疲れたんだＹＯ！」

ラップバトルをしに来ているんじゃないんだから……

猫背

治療の内容においても、この陰陽のバランスはやはり大切で

「……んー」一見問題がなさそうなお背中ではあるのですが、全体的に丸くこごんでいる

……「……んー」

〝平和〟といった地形に近いようにも一見受けとれはするのですが、いかがでしょう……

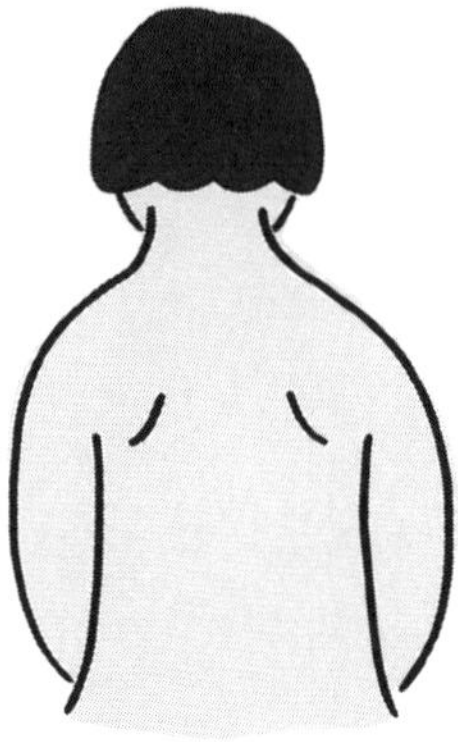

「先生、いくら何でもずっと見すぎじゃない？　〝んーんー〟うなりながら……背中にいっ

たい何があるっていうのよ？」

「……いや、まあ」

「ああ、きっとこう言いたいだけでしょ？」

「……はい？」

「〝ひどい猫背だ〟って」

「……ひどい」たしかにそういうことではあるのでしょう……「……猫背」

「あたし自身が一番よくわかっているから」

というように継いでくる発言の吐息が自身の胸や腹あたりに巻きついてきているのではというくらいに、枕が当たっているポイントも凸《でこ》ではなく頭頂近いです。

「……このうつ伏せの姿勢、苦しくないですか？」

「苦しいから、なんでそんなに長く見続けているの？　って、きいているのよ」

「……ああ」

ちょうどあお向けに向き直ってもらおうとしていたタイミングではありました。

「……どうぞあお向けに……」

陽＝背中側の状態を、陰の側で治すという典型的なパターンではあります。

「……おなかを診せてください」

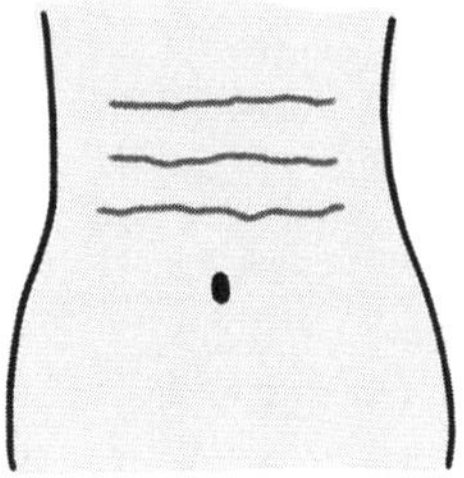

折り目のように刻まれている肋骨下の三本の横じわに、ハリを浅めに刺していき

「……たぶん痛くはないと思いますが」

しわの溝にそのままおさめるように、そのまま数分間ハリを寝かせたり……

「……もし刺激が強かったらおっしゃって下さい」

冷えが絡んでいるような時には、モグサも併用したり……

「……すこし熱も加えます」

第２章で紹介した肩甲骨上のコリや天宗というツボも用いて、横隔膜へのアプローチも試みますが……

「……ちょっと深めにも刺しますよ」

なかなか年季の入った〝猫背〟ではあります……

「もしかしたら、あたし、前世が猫だったのかも……」という冗談めいた言葉にも深く頷き返してしまうくらいなのですが……「ははは……」

「……かもしれませんね」

「〝かもしれませんね〟って」

予診表によるとまだ二十代前半で、〝気分が落ちこみやすい〟という筆跡じたいもどことなく前屈みになっています……

「気分がすこし晴れてきたかも」〝気〟や〝分〟の一画目のはらいが前下方になだれ込み過ぎているせいでしょうか？「なんだか楽になってきたかも」

とも一、二回の治療で言ってくださいましたが、手応えは正直薄いです……

「まあまだ落ちこみやすい傾向はあるとは思うけど」

「……ですよね」

「ここの横じわも消えてきたんじゃ？」

一、二回の治療で肋骨下の深い横じわまで消えたとするのは、患者さんの側からのリップサービスのようなもので

「昔からこうなのよね」実情としては、心持ち薄くなったかな……程度ではあります。「他人には嫌われないように、ちょっと頑張り過ぎちゃっているのかな？」

言葉の発し方やイントネーションも心持ち明るくなったかな……程度ではあり、〝他人に

は嫌われないように〟という患者さんなりの処世術の一環として、わたしに対してもリップサービスをくり返しているのでしょう……

「ハリ灸って本当によく効くものなのね」

という口からの言葉の意味をこれまで通り真に受けすぎず、再びこの患者さんの背中の方に目を向けていきます。

「ウワサにはきいていたけど、ここまで効くものとは」

手で触れたり、耳をすませてみたり……

「本当にびっくり」

そして一度目も閉じてみます。

「びっくりするわ〜」

〝**背中は語っている**〟

「前向きにもちょっとはなれた気がしています」

生まれた時点から、すでに前向きに進んできているわけですから、これ以上前向きになる必要はないのではないでしょうか？

「前向きに……」

これ以上前傾姿勢になる必要はない。

「もっと前に……前に……」

ハリとモグサだけで時間や回数がかかりそうな患者さんには、自身の背中の存在をまずは知っていただくように最近ではしています。

背中本

最終章の最終盤でわざわざお伝えするべきことでもないのかもしれませんが、本書を企画・制作するにあたって、背中にかんする本を集め出したのが、ちょうど今から一年前。いわゆる先行文献という資料を集めて、〝背中のことば〟についての考察・研究が現在どの地点にあるのか——書店・図書館・インターネット……渉猟を続けてまいったのですが、自分なりに網羅した範囲ではほとんどゼロに近い状況にあります。

「よくテレビとかラジオとかで言われている背中のストレッチをやればいいんでしょう?」

背中・背すじ・姿勢を正すためのストレッチや体操等の方法を紹介している本は、もちろんたくさん見つけましたし

「男は背中で語らないとね」

といった抽象的・観念的ともいい表してもいいような背中についての本も、礼儀作法・ビジネス・偉人伝方面のジャンルに数冊見つけましたし

「……『蹴りたい背中』……って、蹴っちゃダメでしょ、背中を」

〝背中〟が付くタイトルの小説も見つけましたが……

「……これもちがう」

背中のことばを読みとる指南書の類は、ほとんどゼロに近かったです。

「……ほとんどゼロ」

〝まったくゼロ〟まで言い切れないのには、東洋医学方面の書籍に、背中についての診察を紹介するコーナーや章があったためですが
「……ええ、そういうことなんです」一冊まるまる背中について診察・考察した書籍は、おそらく本書が初ではないかと。「……さみしくもあるのですが……おそらく初めての本じゃないかと」


この点に本書出版の意義を見い出してもらい、社内における企画も通していただき、このようにみなさんにまで読んでいただける運びになっているわけですが……一抹のさみしさも感じていることは事実です。

「……本書出版のわかりやすい意義はまずはここにあるのではと」

ともあれ、ご担当いただいた編集の方がいらっしゃらなければ、本書は今も陰の中をあてもなくさまよい続けていたわけです……

「……背中のことばをみなさんにも」

太極図のような陽の目を見ることもなかったわけです……

「……まちがいなくみなさんの健康のためにもなりますので」

背中の言葉についての本ということは――ニュアンスがうまく伝わらないかもしれませんが――すべて〝あとがき〟のようなものとしてここまで書いてきておりますので、巻末の慣例じみた〝あとがき〟そのものや〝まとめ〟といった文章を本書は設けません。

「……企画も通していただき」〝謝辞〟も設けるつもりはございませんので、このあたりで本書担当の方にきちんと謝意を表明させていただきたく。「……このたびは本当にどうもお世話になりました」

このたびは本当にどうもお世話になりました――と地の文のこちらの方でもきちんと記しておきたいくらい、本当にお世話になりました。

「……どうもありがとうございました、江坂祐輔さん」

深い感謝の意を込めて、担当の方のお名前もここにお出ししておきます。

「……江坂さんのご健康も心よりお祈りいたします」

もちろんこちらのイラストの方も……

やや右の股関節に問題があるでしょうか？

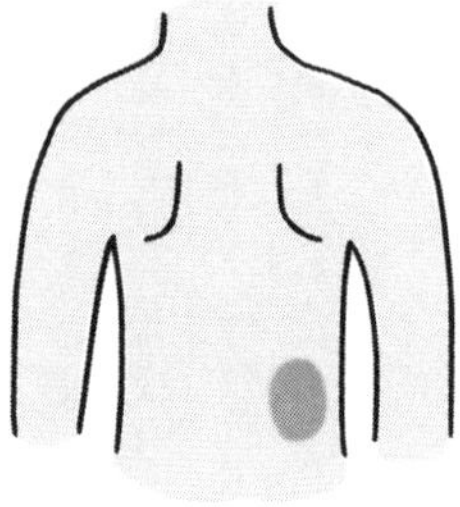

背中の空白

たとえ一見〝ゼロ〟のように映ったとしても——江坂さんのお背中のようにそこまではっきりした特徴がなかったとしても、完全に〝ゼロ〟というわけではない。空白というわけではない。沈黙しているわけではない——という実情は、すでに本書において何度も示してきたつもりです。

「とくに症状はないんだけど」

むしろゼロや空白や沈黙こそが、何かを語りかけてきているのでしょう……**なぜ背中のことばについての書籍がこれまで刊行されてこなかったのか?**

「ちょっと頭や脳をスッキリさせたくて」

頭や脳の構造についての書籍は、たくさん刊行され、今もきっと準備されているというのに……

「あとで顔の方も打ってくださる?」

美容方面における顔面部についての書籍もたくさん刊行されているのに、背中についてはほとんど見向きもされずに来ている……

「ついでに背中の方も」

衣服に隠れて、なかなか見えないからでしょうか?

「ついでいいんで、背中なんて」

鏡にもなかなか映らないからでしょうか?

「……背中なんて」

東洋医学方面においても、舌診や腹診や脈診や問診等にばかり、文字や言葉が費やされていて

「テキトーに揉んでもらうだけでも気持ちいいんだから、背中なんて」

背中については空白のままの更地になっていることが多い……

「気持ちいいだけだから」

背中を診ることの出来るうつ伏せの姿位そのものが二の次になっている治療が多く、そもそもあお向けから入る治療が圧倒的に多い……

「舌とお腹と脈だけ診れば、もう十分でしょ?」舌も腹も脈も、あお向けの姿位でないと診てとることが出来ません。「そういえば、ちょっと昨日食べ過ぎて、若干お通じの調子が……」

という患者さんの訴えの言葉をききとる――問診も、基本的にはあお向けでとることになっています。

「やっぱりあお向けから入るハリ灸の治療の方がいいですね」

マッサージやリラクゼーション等のいわゆる〝慰安〟の方では、うつ伏せから入る施術が多いようですが
「ただ単に気持ちいいだけでしょ、マッサージとかリラクゼーションとかなんて」というように見下げた発言をされる方が、患者さんに限らずいらっしゃいます……「気休めにしかならないでしょ?」

「……気休めにしかならない」

「〝治療〟にはならないでしょ?」

「……治療にはならない……」

「われわれ〝治療〟家側からしたら、相手にしなくていいものでしょ、〝慰安〟なんて」
「……慰安なんて……そこまではっきり分けなくてもいいのでは……」
背中から始める施術をそこまで見下げていたら、きっと自分自身の体に返ってきますよ……
「……陰の中の陽や陽の中の陰のように、治療の中にも慰安のような気持ちよさがないとなかなか快方に向かいませんし、慰安の中にもきっと治療的な要素が……」
「なんかうるさいね」
どんどん前屈みになっていってしまいますよ……
「しっかし、ああ、またなんだか辛い物が食べたくなってきた」
「……ほどほどに」
「首・肩も痛くなってきた、ああ……」
「……首・肩というより」
「アア……」
「……そこはもう背中ですね」

足に始まり、足に還る

第1章の〈ツノ〉のパートでも紙幅を割いてきましたが（一一八頁）、ヒトというのはもともとは四本足の生物です。もちろんその本数に個体差があることは否めませんが、傾向としてすべて足であることが多い。寝返り→這い這い《ハイハイ》→つかまり立ち等をへて、本格的に立ち上がっていくプロセスのはてに、前の足が〝手〟になり変わっていくわけですが、一生〝手〟のまま終えられるという保証はどこにもない。頂点に君臨していた頭はいつしか垂れ始め、遠い前方を見はるかしていた視界もやがて前下方から、下方――地面ばかりを見つめるようになっていく……このままならいっそのこと手を地面についてしまった方が楽なんじゃないか……もうやれることはやってきたつもりだし……これ以上生きたってロクなことなんてないだろうし……そもそも良いことなんてあったんだろうか……昔のことも思い出せなくなってきているんだろうか……昨晩食べたものも……今朝食べたものも……このヒトは誰なんだ……わたしのことをバカにしていないか……わたしの子供？　いやいや、こんなヒト知らない……わたしのことを逆に赤ん坊のように扱いやがって……ペットや動物のようにあつかいやがって……これじゃあまるで人というより……えーと……えーとー……エートー……ヒートー……というように認知の方にも問題が出てきた頃には、姿勢も前屈みになっているお体

が多く、すでに手も足に還っていっているケースが多い。そのまま地面・土にまで還ってい
こうとしているように窺えるお体もございますが、まだ早いのではないでしょうか？ 七〇
代、六〇代、五〇代のかたにもこのような傾向が見られることがあり、スマートフォンの小
さな画面を毎日睨み続けているせいもあるのかもしれません……最近では一〇代、二〇代の
若いかたでも姿勢が前屈みになっていて、他人との目線すらぶつかり合うことも避けている
のか――ずっと前下方を見つめ、後頭部にテンションがかかり続け、頭部につながる血行に
も何かしらの影響が出てしまっているような物忘れのはげしいかたや
「すいません、あれって、何でしたっけ……」
思考回路の方も短絡的になっているかたが当院でも多く見受けられます……
「アイツは結局バカなんだよ」
若者言葉というだけでは回収できないような乱暴な発言も多く
「まじで世の中アタオカだらけ」
いわゆるこの〝コロナ禍〟によって生身のコミュニケーションが減っているせいもあるの
か……ヒトをヒトとして扱わず
「ジジイなんて全員そんなもんだよ」モノのように扱っている発言もひんぱんに耳にします
……「ババアなんて全員そんなもん」
口調の方も唾や痰を一緒に吐くように激しいものも多く……

「ほんと最近の若者って、なってない子ばっかよね、ガキばっか、礼儀もなっていないし、われわれの頃とは全然ちがうわッ」

このままどこまで突き進んでいってしまうのでしょう？

「親がほんとにウザい、こどものことを自分の所有物と思ってんのか……ああ、親ガチャだ、自分は生まれつきツイてないんだ！」

前のめりになり、手もコントロールのきかない足に還りつつあるような姿勢のまま、いったいどこに突き進もうとしているのか……

「ＳＮＳで絡んでくるヤツラは、どいつもこいつもクソばっかで、ああ、ったく、全員自分の前から消えろよ、自分の邪魔をしてくるヤツは全員死ねよ、マジで、腹立つわ、直接会いにいって、本気でやっちゃおうかな」それじゃあ戦時下と同じじゃないか……「もういっそのこと、全員くたばればいいのに、全員くたばってくれたら、自分もちゃんと前に進めるのに、ああ……先生にわざわざ言うことじゃないかもしれないですけど」

前ばっかり進み続けて……

「なんで進学なんかしないといけないんだ……なんで就職なんかしないといけないんだ……なんで結婚なんかしないといけないんだ……なんで」

後ろのことを忘れ去って……

「他人に負けないために、もっと筋力をつけよう！　もっとケンカを覚えよう！　もっといろいろな武器や銃の使い方も覚えておこう！　これから何が起こるか分からないし！」

過去の歴史も忘れ去って……

「われわれの言葉が話せない人って、やっぱり不気味で怖いですよ、この国の治安や風紀を乱しているのは、結局そういう面々なんですから」

個人も国もまた凄惨な歴史はくり返されるだけじゃないか……というように、わたし自身もこの発言者のだれそれを否定し、世直しめいたことをあわよくば目論んでいるあまり、前屈みになってしまいつつあるのかもしれません。

「……それはまずいですよ」

隗《かい》より始めよ――という文言がハリ灸の起こりの中国には紀元前からある通り、遠大なことを望む前に、手近な自分の背中から始めないといけませんね。

「先生もあんがい猫背ですね」

わたし自身がまずは率先して〝表現〟のサンプルを提示しているような気分にもかられてきていますし
「……そうなっていますか」

自分自身のケアをしているような気分にも……

「ご自分でも一度きちんと見てみた方がいいんじゃ？」

すでに亡くなっている祖父の背中のことばを読み続けていると、結局そのような思いにかられてくるのです。

「……ですかね」

この一冊こそが、わたしにとっての〝表現〟であり……

「もっと良い背中になってもらわないと、説得力がない気が」

〝セルフケア〟ということにもなっているのでしょう……

「……ですよね」

おそらくあと数頁ほどで擱《お》くことになるだろうこの筆を、わたし自身の背中にもさらにきちんと向けていきたいと思っています……

表現療法？

二十名ほどにすでにとり組んでいただいている〝企画〟——という名目で患者さんになるべくライトにお伝えしているものの、治療院にとってはまごうこと無き〝ケア〟となっている概要は、以下の通りです。

①うつ伏せの治療時に、背中の写真を撮らせていただく

②後ほどメールにて写真をお送りする（メールアドレスは予診票に記入する欄がもともとあります）
③とくに期限が設けずに、提出方法もメール・手渡し等制限せずに、表現にとり組んでいただく
④〝表現〟とは、ご自身の背中を紙なりノートなりキャンバスなりに見立てていただいて――その見立てる媒体じたいも〝表現〟の一つとして制限せずに、筆なり、インクなり、マウスなりを入れていただく
⑤刺青のように入れて頂いても、ＱＲ等を貼りつけて音楽や映像を流していただいても構わない。完全に自由
⑥ご自身の背中を目の当たりにして、どのような表現が思い付くのか？
⑦提出された表現は、もとのお背中の写真（ｂｅｆｏｒｅ）と共に当院のホームページに掲載
⑧院内での掲示も検討中
⑨お名前は仮名でも構わない
⑩次回治療時に無料治療券を謝礼としてお渡しする

患者さんのお背中に接し続ける中で――祖父の〝背中〟を読み続ける中で、こちらの体の

どこかに降ってくるか、湧いてくるかしたケアの着想であり、このケアそのものがわたし一個人の表現のようにも感じられてくるくらいになっているのですが……

「そっちじゃないですよね？」

〝企画〟という名目の方にははなから見向きもしないような患者さんからは、鋭い指摘を先日頂戴しました。

「あれって、表現療法の一種ですよね？」先日というか、昨日なのですが、すでに掲載の始まっているホームページの方をご覧いただいて、みずからとり組んでみたい意思を治療中に表明してきたのです……「クライエントに絵を描かせることによって心の状態をはかりセラピーをめざす絵画療法とか、音楽療法とか、コラージュ療法とか、陶芸療法とか――表現療法にもいろいろあるけれど」

ちなみにホームページ内の特設ページの方は、以下のＵＲＬになっています。

https://ho-sendo.com/back-talking-you

「自分が見たのは、インスタの方ですよ、治療院を挙げてプッシュしているんですね？」

https://www.instagram.com/back_talking

「まあたしかにｗｅｂ上で他人に見られることを前提にしている表現療法としては、一線を画しているのかもしれないけれど」ご本人もメンタル系の疾患をかかえていたことがあり──具体的な疾患名は話していただけていない初診の患者さんなのですが、その際に表現療法全般を含む心理療法──という棲み分けも丁寧に説明してくださるくらい、この方面にお詳しいようです……「箱庭に一番近いんですかね？」

〝企画〟の方を先にご覧になって、当院に興味をもたれたのかもしれません……だとしたら、初です。

「……ハコニワ？」

というようにカタコトじみて返してしまっていたかもしれません。

「ほら、ユングの」

「……ユング？」というのは、外国の人名だと分かった上でカタカナで返したつもりです。

「心理学者で、フロイトとたしか訣別して、分析心理学をつくった、あの……」

というように関連しているだろう固有名詞の方はスラスラ出てはきますが、助詞や動詞を伴ってはなめらかには続いていかないくらいの知識量であり……

「正確にはユングがつくったわけではないんだけれど、ユング心理学的な見方で応用を進めていったその箱庭療法と同じように、人々の深層心理の無意識をあつかう療法になっていますよね？」と患者さんにせっかくご指摘いただいた程の自覚・理解・意識は残念ながら持ち合わせてございません……「箱庭と同じように枠もあるじゃないですか？　ほら」

「……ほら？　枠？」

「枠となる箱が、背中ってことですよね？」

というように進んでいくお話に合わせて、ハリ灸を施していく手の方も首肯さながらリズミカルに動かし続けてはいるつもりです。

「その箱的背中空間にたいして、自由に表現してもらう建て前で、無意識を発現させる」

たしかにおっしゃる通りではあるかもしれません。

「箱庭を自分で作ってもらうことと決定的に異なっているのは、その箱じたいが自分の体の一部っていう点ですよね？」

あお向けからざっくり診療を始めて、とうとううつ伏せに入っていきます。

「自分の体の一部にたいして、いったいどこまで自由になれるのか？」

この患者さんの実際の声ではなく、わたし自身の心の中の声のようにも感じられてくるくらい――一種の心理療法さながら、こちらの意向が少しずつ引き出されていっているようでもありますが……

「自分の体の一部を、紙やノートやキャンバスに見立てるのは、たしかに面白い試みだとは思います」

「……自分の体の一部」体内でもっとも広大な面積をもっているのが背中になります。「……一部ではなく」

「ああ」

「……はい」

「いっとう大きいスペースだと言いたいんですね？」

「……まあ、はい」ちなみにこの患者さんのお背中はこんな感じになっています……「……おそらく」

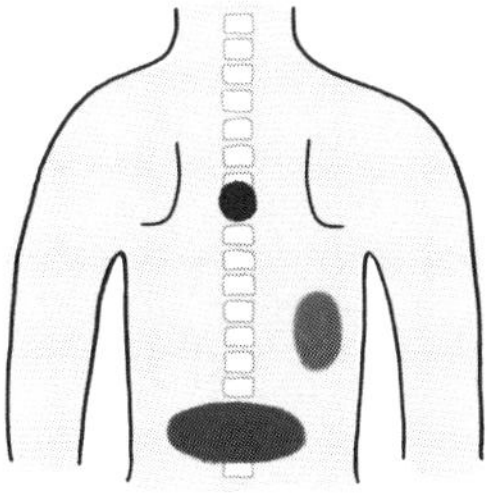

ラスト・ケア

読者のみなさんの方でも、もしかしたらもうこの背中の方も読めるようになっているかもしれませんね。

「なるほど」

〝中心〟にいくらか赤みがあり、背骨そのものの椎間もやや狭くなっていて、右の肝臓のあたりに凸がある一方で、腰椎の三～五番あたりの色はくすんでいて凹んでいる……

「わたくしも一度やってみます」

というように言い残してお帰りになった患者さんに、実物のお背中の写真の方を先ほどメールでお送りしたばかりなのですが、いったいどのように表現されるのか？

「頑張って時間をとってみます」

楽しみに提出を待ちたいですが、待っているこのいわば空白期間も——もうお分かりですよね？——自身の背中を前にしてなかなか取り掛かることの出来ないｏｒ完成したとなかなかみなすことが出来ないｏｒ他に優先すべきことがある等の一種の表現・〝ことば〟としてとらえていますので、無理してまで提出されなくても……

「忙しいので、いつになるかはわかりません」

当該人生において一度も目にしないまま終えることになるかもしれない背中を見ていただくだけでも……

「……提出まではされなくても大丈夫ですよ」

セルフケアとしてご活用いただければ、それだけで大丈夫ですので——というメッセージは、このまま読者のみなさんにもお伝えしておきます。

「でも、自分の背中ってなかなか見る機会がないので」

今すぐでなくても結構ですので、いずれご自身の背中と向き合ってもらう。

「貴重な経験・体験ではあります」

表現まで出来そうな方はしていただければとやはり思いますが、向き合っていただくだけでも、十分なセルフケアになると思います。

「……そうおっしゃっていただけて何よりです」本書で提示する**最後のセルフケア**となります。「……セルフケアとしてもご活用いただければ」

自分の背中はいったい何を語っているのか?

「ああ、ここのこれ」

「……ん?」

「写真のここのシミ、そばかす」

これまでに提出してくださった方の中には、こちらが読みとることの出来なかった背中に

ついて代弁してくださったり
「肩から首にかけて、ほら、楕円状にここだけ、シミ、そばかすが……」

「……ああ、これ」

「ちょうど水着のショルダーの部分でカバーできていない所で」

「……たしかになんでここだけ目立っているのかなと」

「若い時にいっつも海に遊びにいってたから……グアムとかハワイにも」

「……なるほど」

「その代償ね……こんど背中にもファンデーション塗ってみようかしら」

「……背中はお化粧で隠しようのない場所でもありますので」

「なるほど」

「……ええ」

「でもあの頃のわたしは、今より活発だったなあ」

「……へえ」

「あのキャピキャピしていた頃みたく、またこれから……」

「……いいんじゃないでしょうか」

「ね！」

「……ご無理のない範囲で……」

また他の患者さんにおいては、思いもよらないような感情をひとりでに突然催されたり……

「ごめんなさい」

「……ん？」

「ちょっと拭いていい……つい」

「……ああ……どうぞ」

「母親のことを思い出しちゃって」

「……ええ」

「昨年の秋に亡くなったんだけど」

「……そうですか」

「ほんと」

「……はい」

「お母さんの背中にソックリ」

「……ああ」

「遺伝って、こわいわね」

「……ですかね」

「ソックリに見えちゃっているだけかもしれないけれど」

「……はい」

「お母さんよりは、一年でも二年でも、生きてやるわ」

「……ええ」

「こうなったら……先生、お願いね」

「……ハリ灸ってってことですよね？」

「当たり前じゃないの」

「……がんばります」

「〝企画〟には、お母さんの肖像画でのぞむわ」

あるいは他の患者さんにおいては、背中という存在じたいが恥ずかしいらしく――なかなか自身の背中を直視することが出来ずにいた理由をここに長々したためているようでもあるわたしにもやや近いかもしれませんが、イラストや文章等で覆い隠して提出されたり……

「少し言いづらいんですけど、塗りつぶしちゃってもいいですか？」

「……塗りつぶちゃっても？」

「やっぱ何と言うか……恥ずかしくて」

「……ああ……大丈夫ですよ」

「企画じたいには参加してみたいので」

「……ありがとうございます」

「わたし自身も自分の背中を見てみるまでは、気づかなかったんですが……」

「……ええ」

「ここまで自分の体に対して恥ずかしがる自分だったとは……」

という潜在していた意識を自覚される方もいらっしゃいましたし
「オレ、背中はカッコよかったんすね！」

と自信を付ける方も逆にいらっしゃいました……

「ほかはダメダメだけど」

「……ははは」

「先生、笑い返していないで、否定して、励ましてくださいよ」

「……ああ、すいません」

「でも、ほんとに、俳優さんみたいで、けっこうイケメンですねー、オレの背中！」

そっとでもいいので、みなさんの方でもいずれ一度ご自分の背中を見てみてはいかがでしょう？

「背中を見るなんて、ムダかなと思っていたんだけど」

「……たしかにムダな時間かもしれませんね」

「よけい遅れをとったり、後退するものかなとも思っていたんですけど」

「……ですけど」

「そんなに生き急ぐこともないのかも……」

「……まあ、アンチエイジングにはなるかもしれませんね……」

「死に急ぐってこともあるんでしょうしね」

「……ああ……まあ……たしかに……」

「そんなに前のめりになって生きる必要もないんじゃないかって——そんな気分になってきました」

ここまでご紹介してきた背中のパターン・類型にまったくあてはまっていない……というお背中も、もちろんあることでしょう。

「私の背中って、いったいどれにあてはまっているんでしょう?」

陽の目を見続けようとする顔や頭や髪の毛といった部位と同じように——あるいはそれ以上に各々が異なっているのが、背中という部位になります。

「見れば見るほど、それぞれが全然違っているように見えてきています」

みなさんそれぞれ異なったお背中をもっている——というのが、祖父の〝ことば〟をひとりでに引き継いできたわたしなりの臨床経験の決算になります。

「……おっしゃる通りだと思います」二〇二三年時点での暫定的な決算ではありますが……この先もわたしが鍼灸師ひいては治療家として生き続けるくらいの時の間は揺るがないのではないでしょうか?「……それでもすべての背中が向かおうとしているのは、ただ一つ」

そしてすべての背中は〝平和〟に向かっていっている。

「ただ一つ？」

べつべつのルートや道順ではもちろんあるのですが――〝平和〟に向かっていっている。

「……平和ですね」

〝平和〟になりたがっている。

「ヘイワ……へいわ……平和？」

〝平〟らに〝和〟んでいこうとしている――ことばを受けとって、わたしの方もハリとこのペンを介して付き添わせてもらっているに過ぎないのですが
「正直そんな感じはしていないですけど、私個人は」もしかしたら今後は〝平和〟を願っていないような背中に直面することもあるかもしれませんね……人類がまだ体験したことのない未曽有の時代にあるようですので……「〝平和〟なんて言っていられないほど、現実にいっぱい一杯で」

ヒトの背中そのものが変わっていってしまう可能性もまったく捨てきれないくらい――本当にヒトそれぞれであることを痛感するばかりの背中を、今日も診て
「コロナ禍も、やっと、収まってきた、みたいな、感じだけど⤵」

背中のように、患者さんのことばも受けとって
「ウイルスそのものが、そんなに弱くなったわけでもなさそうですし……またいつか」

という患者さんのことばはすでにメールの文面なのですが、最近では予診票の筆跡のみならず、他の媒体に記された文字・文体の方も背中のように読みとり出しています……

「……ここに〝、〟や〝。〟を入れるリズム・脈動のヒトなのか……」

もし本書のご感想等ございましたら、ぜひメールでもお送りください。

「ああ、直接言いませんでしたし」

いずれ一度ご来院いただいてもいいとは思いますが……

「書き忘れていましたが」

冒頭の〈ごあいさつ〉で記したように――かりに今後閉院になったとしても、メールアドレス（info@ho-sendo.com）の方は残り続けるでしょうし

「あれはやり過ぎだと思いましたよ」

本書の方も一つの〝表現〟として残り続けますので……

「びっくりしたし、こわがったりする患者さんもいると思いますよ」

「……何のことです？」

「玄関のアレ」

「……ああ」

ちなみに今日現在の治療院の玄関の方はこんな感じになってきております……

「天井にまでヒトの背中のようにのびていて……患者さん来なくなっちゃうかもしれませんよ」

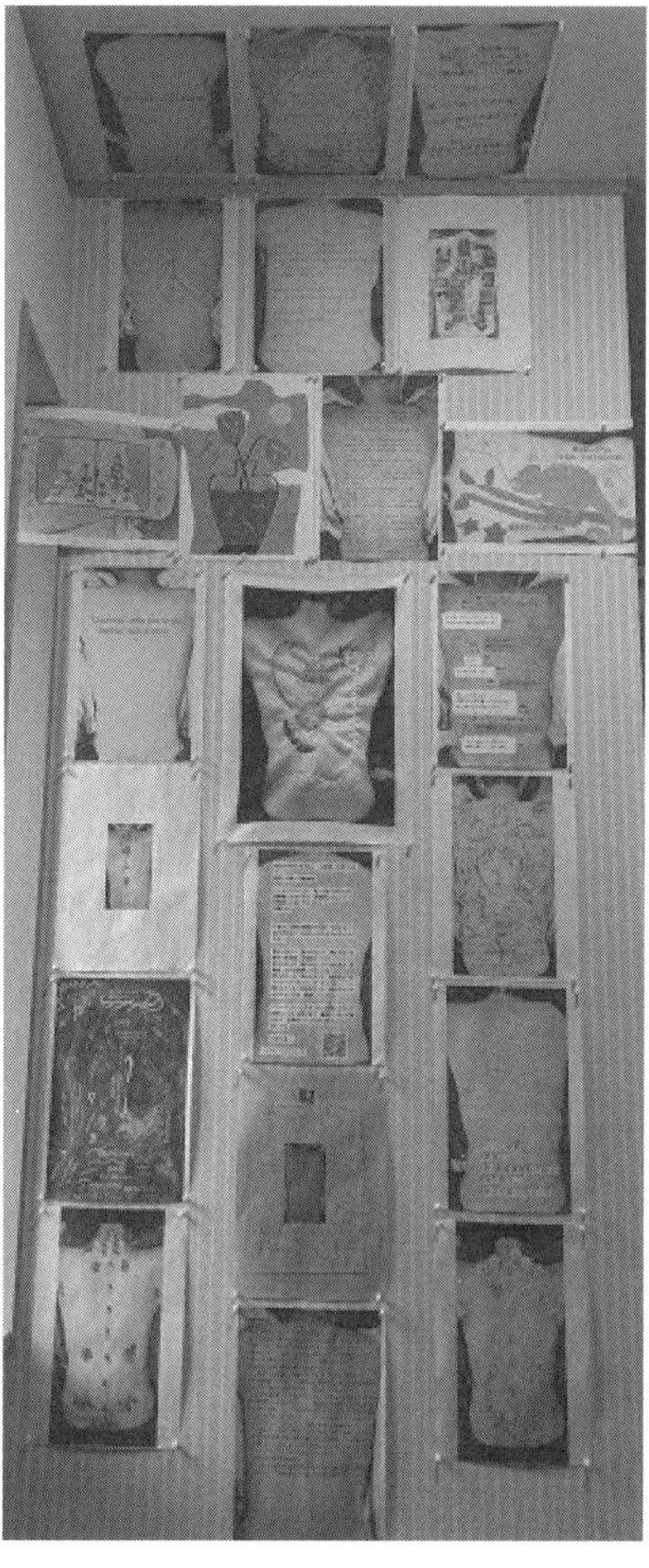

「……そうですかね」
「それこそ背中を治療院に向けるようになっちゃうかもしれませんよ」
「……背中を治療院に向ける」
「そう」

「……だとしたら」

「ん？」

「本望かもしれません」

みなさんの背中に導かれて、〝平和〟への道――〝平〟らに〝和〟んでいく閉院への道を一歩ずつ――一字ずつ着々と歩んでいっているのでしょう……ここまでお読みくださり誠にありがとうございました。

「治療〈陽〉になっていっているのかもしれませんね」

「……治療ＹＯ？　何言い出しちゃってんのよ、先生……」

「じつはあの中にはわたしの背中もあるんですよ」

「……あの中？」

〈あとがき〉というより、もしかしたら本書は〈まえがき〉だったのかもしれませんね……

「……あの中にあったの？」

本書に背を向けて、ここからまたそれぞれお読みいただければ……

「はい……いや、あの中だけじゃなくて……」

ここからまっさらな空白がどこまでも拡がっていこうと、〝ことば〟が消えるわけではありませんので……

「この中もですね」

本書を読み始める前とはべつの空白に映り出しているようでしたら……

「……この中？」

べつの背中に映り出しているようでしたら……

「この背〝中〟」

わたし自身の背中のようにも映り出しているようでしたら……

「……先生の背〝中〟……じゃあそろそろ行くわね」

実在しないツボの名前を冠している〝豊泉堂鍼灸院〟の現在の背中のようにも映り出しているようでしたら、もう言葉にはならないくらいです……

「あるいは初代の……

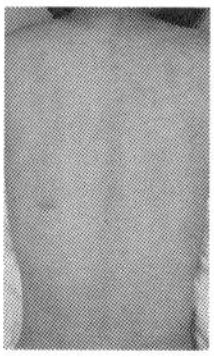

⦿ 著者について ⦿ **松波太郎** ⦿ まつなみ・たろう

1982年生まれ。臨床家、小説家。一橋大学大学院言語社会研究科修了。東洋鍼灸専門学校卒業。中国・北京中医薬大学短期研修、都内の治療院数ヶ所での勤務・研修を経て2018年より豊泉堂を開院。小説家としては2008年「廃車」(原題「革命」)で文学界新人賞受賞、2009年「よもぎ学園高等学校蹴球部」で第141回芥川賞候補、2013年「LIFE」で第150回芥川賞候補、2016年「ホモサピエンスの瞬間」で第154回芥川賞候補。『LIFE』では野間文芸新人賞を受賞。他の著書に『本を気持ちよく読めるからだになるための本』、『自由小説集』、『月刊「小説」』、『カルチャーセンター』、『そこまでして覚えるようなコトバだっただろうか?』等。

背中《せなか》は語《かた》っている
——〈からだのことば〉をときほぐす東洋医学

2024年1月25日　初版

著　　者　松波太郎
発 行 者　株式会社晶文社
東京都千代田区神田神保町1-11 〒101-0051
電話　03-3518-4940(代表)・4942(編集)
URL　https://www.shobunsha.co.jp

印刷・製本　中央精版印刷株式会社

ISBN978-4-7949-7407-5　Printed in Japan